改善

國家檢覆及格中西醫師 **曲孝禮**◎著

關節病症
按摩與食療

全彩
圖解

目錄 《全彩圖解 改善關節病症按摩與食療》

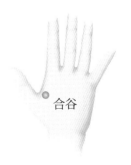

合谷

[第 9 章] 改善「膝及小腿」關節酸痛

[第 10 章] 改善「足踝」關節酸痛

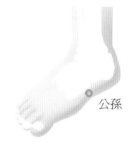

公孫

30 種有益改善關節病症的關鍵藥材

■特別說明：中藥材的單品，並不能對病症有直接療效，必須搭配其他藥材使用。另參見本書各小節相關病症完整藥方。

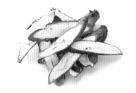

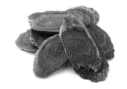

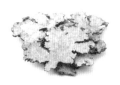

一條根

功效 舒展筋骨、活絡血脈、治風濕痛、腰腿手足疼痛，加強膝關節支撐能力、修復損傷淤痛、並促進彈響髖關節的改善功能。

禁忌 性味辛溫無毒、傷風體質過虛者慎服。

藥材應用 彈響髖關節 p.156、膝關節肌腱炎 p.166

人參

功效 具有大補元氣、補肺益脾、生津止渴、安神增智的功能；氣虛血滯所致肢體麻木、強化腰椎關節能力、改善膝關節退化性的酸痛、腫脹現象。

禁忌 味甘、微苦，生用性平，熟用性微溫，不宜同時服食蘿蔔、濃茶。

藥材應用 腰椎退化性關節炎 p.138、膝關節退化性關節炎 p.174

川芎

功效 活血祛風，減輕肌肉痙攣，消除頸椎酸痛、改善腰椎退化性關節炎的症狀。

禁忌 性味辛溫，對於年邁氣虛、嘔吐、月經過多者不宜多服。

藥材應用 頸椎症候群 p.046、腰椎退化性關節炎 p.138

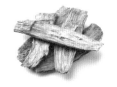

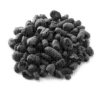

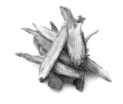

川斷

功效 解除剛發生的骨折、腰部損傷、主治腰脊痛，補中益精氣，堅固筋骨，消除網球肘的病症現象。

禁忌 性味苦辛微溫、無毒，體質濕熱者不宜多服，陰虛火旺、膀胱有熱者忌服。

藥材應用 網球肘 p.086

五靈脂

功效 活血散瘀，通利血脈，緩解平滑肌痙攣，改善落枕不適症狀、減輕肩旋轉腱肌腱炎疼痛。

禁忌 性味甘溫、忌與人參同時服用。

藥材應用 落枕 p.054、肘隧道症候群 p.098、肩旋轉腱肌腱炎 p.068

牛膝

功效 活血止痛，改善腰痛、下半身酸痛，強壯腕力、活化腳關節。將服藥的功效引到身體腰部以下，是改善骨骼和關節的引經藥材。

禁忌 味苦、酸、性平，藥引療效下半身，滑精、溏泄者及孕婦忌服。

藥材應用 腕隧道症候群 p.116、腳底痛 p.188

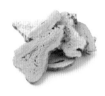

白朮

功效 補脾益氣、健胃止嘔，改善腸胃疾病，強化頸椎關節能力，修復板機指的受傷細胞。

禁忌 性味甘溫無毒，體質偏高熱煩渴、尿黃便結、溼熱下痢、肺熱咳嗽等症均不宜。

藥材應用 頸椎過度後仰 p.050、板機指 p.108

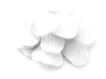

白芍

功效 改善肌肉痙攣、平穩血壓、鎮靜止痛，緩解急性腰扭傷的病症現象。

禁忌 味苦、酸，性微寒，虛寒腹痛泄瀉者忌服。

藥材應用 急性腰扭傷 p.130

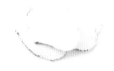

白芷

功效 通竅止痛、美白、消腫活血，防急性腰扭傷的痛楚，專治肺、胃、大腸三經的疾病。

禁忌 味辛、性溫，陰虛血熱者謹慎服用。

藥材應用 急性腰扭傷 p.130

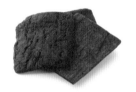

杜仲

功效 補肝腎、強筋骨、降血壓，防治筋骨疾病，主攻腰椎退化性關節炎的症狀疼痛、改善彈響髖關節的病症。

禁忌 甘溫辛、溫，陰虛火旺及大便燥結者慎服。

藥材應用 腰椎退化性關節炎 p.138、彈響髖關節 p.156

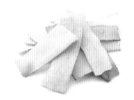

芍藥

功效 能夠解除肌肉痙痛、減輕骨骼疼痛、腳氣腫脹，並能有效益的消除彈響髖關節疼痛的症狀。

禁忌 味苦、酸，性微寒虛寒腹痛泄瀉者慎服。

藥材應用 彈響髖關節 p.156

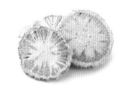

防己

功效 具有祛風濕、止痛、利尿、解毒的功能，並能減輕坐骨神經疼痛的症狀。

禁忌 味苦、性寒，陰虛無濕熱者忌服。

藥材應用 坐骨神經痛 p.148

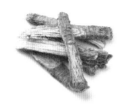

防風

功效 祛風除濕、止痛，強化關節機能、改善急性腰扭傷症狀，預防退化性肌腱炎的後遺症狀。

禁忌 味辛、甘，性微溫，血虛及陰虛火旺者謹慎服用。

藥材應用 頸椎退化性關節炎 p.062、肩退化性肌腱炎 p.080、急性腰扭傷 p.130

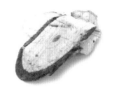

宜梧

功效 祛風除濕，改善關節疼痛，解決高爾夫球肘症狀的痛楚與難受。

禁忌 性味酸、澀、平，孕婦謹慎服用。

藥材應用 高爾夫球肘 p.090

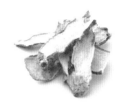

知母

功效 清熱瀉火、清泄肺胃、補血、和血斂陰、退火除熱的功能，改善肘關節炎的疼痛，消除脛骨結節骨凸炎的疼痛。

禁忌 味苦，性寒，脾胃虛寒、便祕者忌服。

藥材應用 肘關節炎 p.094、脛骨結節骨凸炎 p.178、拇趾外翻 p.192

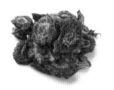

羌活

功效 止痛解痙、祛風濕，消除肢體疼痛，促進脊椎修復能力，減輕頸椎椎間盤突出疼痛的功效。

禁忌 味辛、性溫，氣血虛弱者謹慎服用。

藥材應用 頸椎椎間盤突出 p.058、脊椎側彎 p.142

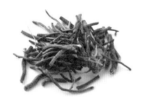

威靈仙

功效 祛風濕、通筋絡、加強關節屈伸、改善腰膝關節酸痛、舒緩頸椎椎間盤突出症狀。

禁忌 味辛、性溫，氣虛血弱者忌服。

藥材應用 頸椎椎間盤突出 p.058

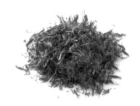

紅花

功效 活血通經、散瘀止痛、降低血壓，改善肋間神經痛的症狀，消除跌打損傷的瘀血腫塊。

禁忌 味辛，性溫，孕婦忌服，潰瘍病人及出血性疾病患者慎服。

藥材應用 肋間神經痛 p.126

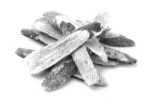

晉耆

功效 補氣強身、利水消腫，提升身體免疫力，活化肌腱關節能力，修補頸椎關節損傷的細胞功能。

禁忌 性味甘微溫，單用時須防燥熱虛火，感染發炎，高血壓重症者慎用。

藥材應用 頸椎退化性關節炎 p.062、肩退化性肌腱炎 p.080

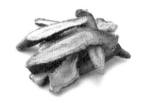

桑寄生

功效 是一種半寄生植物，益肝腎、強筋骨，疏通經絡，解開氣血受阻的虧損。能改善風濕關節炎、肌肉炎，腰膝酸痛，消除彈響髖關節的疼痛。

禁忌 性平，味苦，無毒，風寒外感時慎服。

藥材應用 腰椎退化性關節炎 p.138、彈響髖關節 p.156

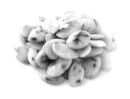

桃仁

功效 滋潤腸道、活血化瘀，改善結痂腫塊、降低跌倒傷痛的後遺症，促進坐骨神經痛的關節修補能力。

禁忌 味苦、甘，性平、孕婦忌服。

藥材應用 坐骨神經痛 p.148

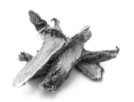

秦艽

功效 改善風濕性關節炎、坐骨神經痛引起的酸麻無力，舒緩腕隧道症候群的不適症狀、改善坐骨滑液囊炎。

禁忌 性味苦、辛平，病痛過久或過於虛弱、糞便滑潤者忌服。

藥材應用 腱鞘囊腫 p.112、腕隧道症候群 p.116、坐骨滑液囊炎 p.152

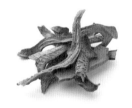

骨碎補

功效 溫和的補藥，促進骨骼對鈣質的吸收，常用於骨折、骨痛、治療筋骨疾病，對於退化性髖關節炎更具有效益。

禁忌 味苦、性溫，風寒外感時慎服。

藥材應用 退化性髖關節炎 p.160

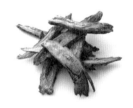

黃芩

功效 清熱燥濕、瀉火解毒、清肺安胎的功能，效益於改善肘關節炎的病症。

禁忌 性味苦寒，脾胃虛寒、少食者忌服。

藥材應用 肘關節炎 p.094

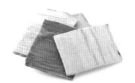

黃柏

功效 抗菌消炎、瀉熱解毒、清解下半身的虛熱，改善滑液囊炎的症狀。

禁忌 味苦，性寒，苦寒清熱的藥材、補虛瀉熱；脾虛泄瀉、胃弱食少者忌服、無實熱者謹慎服用。

藥材應用 滑液囊炎 p.072

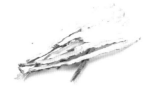

當歸

功效 補血、鎮靜止痛、利尿抗菌、保護肝臟，解決坐骨神經的疼痛現象，消除退化性肌腱炎的病症。

禁忌 味辛甘、微苦，性溫，火旺者及便祕者謹慎服用。

藥材應用 肩退化性肌腱炎 p.080、坐骨神經痛 p.148

葛根

功效 消除熱氣、滋潤津液，改善頸椎、落枕疼痛、媽媽手的關節病症。

禁忌 性味甘平，經常有虛汗者不宜多服，夏日燥熱時慎服。

藥材應用 頸椎症候群 p.046、落枕 p.054、媽媽手 p.104

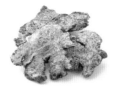

蒼朮

功效 散瘀止痛，通利血脈，改善頸椎關節疼痛，解除媽媽手的症狀現象。

禁忌 性味甘溫辛烈、忌與人參同時服用。

藥材應用 頸椎症候群 p.046、媽媽手 p.104

製南星

功效 消腫止痛、鎮靜鎮痙、解散跌打傷痛淤血，修復板機指、網球肘的細胞組織。

禁忌 性味微辛、溫，陰虛燥痰及孕婦謹慎服用。

藥材應用 網球肘 p.086、板機指 p.108

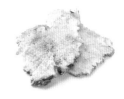

獨活

功效 消除氣血不暢之腰、膝、足、脛筋骨疼痛，改善坐骨滑液囊炎引起的症狀疼痛、並預防退化性髖關節炎的惡化。

禁忌 味辛、性微溫，燥熱或陰虛者謹慎服用。

藥材應用 坐骨滑液囊炎 p.152、退化性髖關節炎 p.160

指引健康的明燈

王清福（簽名）

　　任何關節的部位出現了酸痛，通常就表示出現了警訊，告訴您這個部位有了毛病。身體外圍部位的酸痛可能起因於骨骼關節、肌肉、肌腱、韌帶、神經組織等，這些外部及四肢的酸痛或酸麻，雖然不會立即性的危及生命狀況，但卻可能會嚴重影響日常生活，坐立不安。如果長期置之不理，則很容易成為慢性疾病。

　　本書作者曲孝禮醫師，以淺顯易懂的文字，加上其中西醫專業的完整醫療觀點，和實際累積三十多年豐富的臨床經驗，針對身體各部位關節的常見病症做了相當詳細的說明，除了說明病因、症狀、臨床表徵外，並輔以經絡及中藥改善藥方，提供給讀者安全、有效益又能簡單達成自我改善症狀的方法。這些年來同時接受現代醫療及中醫傳統醫學治療的人相當多，有鑑於此，本書整合中西醫的改善良方，福惠給讀者。何其幸運，病患在配合醫師治療之餘，另可按照本書所提供的各種方法，自行按摩指壓穴點，或自由選擇書中醫師在各症狀中運動以及飲食調理的建議，讓讀者的自我照護獲得十分有效益的幫助。對於飽受關節疼痛及慢性酸痛困擾的患者而言，本書無疑是一盞指引健康的明燈。

　　相信讀者在閱讀本書時，必有相當多的獲益，也由於本書對於關節酸痛的疾病所涵蓋的範圍十分完整，應用到十二經絡、耳穴系統，內容可謂相當豐富完善，除了適合一般民眾閱讀，對有心在此領域研究的同好或醫學院學生也能做為參考教材之用。

　　本書作者是我多年來的好友，亦是共同求學的好夥伴，對於本書的出版感到相當高興，特為序言推薦。

王清福

中西醫結合臨床醫學博士

兼具預防與改善的保健良書

高尚德

身體關節酸痛一直是國人最常出現的病症，不僅給自己帶來生活上的困擾與肉體上的折磨，對家人也會造成不方便；本書的作者曲孝禮醫師以中西醫兩者的角度合併來看關節各部位病徵，針對人體關節症狀之生理組織、疼痛病理之演變，應用其功夫細膩、手法輕巧的經絡穴道，並輔以有改善效益的中藥材方。

本書是曲醫師臨床三十多年來，集合診療患者的心得實證。中醫是行之有效的經驗醫學，關節酸痛透過中西醫結合之醫療，縮減中西醫的差距，讓患者有更人性化、科學化的選擇，也使得關節疼痛症狀，平時就可以從生活中自我改善，疼痛時更是能簡易達到減輕症狀的良書。

很高興見到本書將最常見的關節酸痛病症，依身體部位區分成八個部位，共三十四個病症，並在每個病症中詳細說明其成因與症狀。除了向讀者說明穴道按摩指引，搭配清楚的圖解說明，並提供簡易的飲食建議與中草藥方，解說十分詳盡，讓讀者能有多種選擇，在日常生活中能多方應用。

患者一有病痛時，一定得循正規管道，請教專業醫師做正確的診斷與適當的治療，千萬不可迷信偏方或覺得無關緊要，否則延誤治療的黃金時機，則會成為慢性病，終身將受關節的酸痛所苦，嚴重時甚至會關係生命安危，萬萬不可大意！

本書作者曲醫師以其專業的醫療觀點，加上多年來的實務診斷經驗，將所觀察之心得應用到本書中，最主要就是希望能讓讀者有所獲益，未患病的讀者有預防的觀念，達到保健強身的功用；已患病的讀者則能減輕各部位的關節酸痛現象。內容深入淺出，十分實用生活化，實為個人保健、自我改善的好書。患者若有正確良好的醫療，並配合本書的自我 DIY 改善，相信對於病症定有多方改善，讓生活常保美滿與健康。故本人樂之為序，推薦給廣大讀者。

高尚德
中國醫藥大學中醫學院院長

不要輕忽身體任何疼痛的訊息

由孝禮

　　筆者自 1976 年進入中國醫藥大學同時研習中西醫學，取得中西醫雙學位及中西醫證書，1981 年進入臨床後，便許下一個弘願——立志善用多位恩師所教授之醫理醫方及多年的臨床實證經驗，來幫助患者改善病症及其難纏之疾苦，並堅定以弘揚醫道、祐庇眾生的志願及慈悲的歡喜心面對苦難的病人。在診所服務病患近二十年以來，常見患者因各種關節疼痛而長期承受無以復加的煎熬，也唯有受過這艱辛的病程及復健，方能明白維護身體關節康健的重要性。

　　在臨床近 30 年來累積數以萬計患者的經驗，讓筆者能夠詳盡歸納各種疼痛的病症及其改善方法、並以中西醫學的不同觀點來引導讀者對關節疼痛之緣由及預後有較正確及詳盡的了解，也透過本書期望能幫助讀者改善自己的症狀與病情，讓自己與家人能維持較健康的生活型態。

　　本書將最常見的身體關節病症，從頭到腳分成 8 個部位共 34 個病症，在每個病症中詳細說明其症狀與成因，除了穴道按摩指引，並提供簡易的飲食建議與正確藥方，讓讀者能有多種選擇來得到改善。

　　對人類而言，所謂健康狀態就是接近自然；也就是體內「氣血」循環順暢、生物體平衡，達到最佳的調整的狀態。隨著現代文明的發達，我們的社會環境變得不自然而有偏差，我們身體疼痛症狀由然而發生！

由中醫論點來看關節病症

　　所有的疾病都是由於「氣血」的流通停滯所致。也就是說，只要「氣血」順暢，人體自然健康；一旦「氣血」不順，就會產生某種病痛。「氣血」中的血，指的不只是血液，還包括了淋巴液等各種液體；「氣」則是「血」運行體內的動力。「氣血」在人體內循環的通路就稱為「經絡」。經絡遍布全身，連絡內臟器官及四肢。

　　本書所列舉的「經絡」有 12 正經及所謂的「耳穴」系統，我們俗稱的五臟六腑，事實上是六臟六腑，包括心臟、肺臟、肝臟、脾臟（包含胰臟）、腎臟、膽囊、胃、小腸、大腸、膀胱，再加上包住心臟的心包絡，以及三焦（上、中、下），共有十二臟腑。為了調節整個體系的

運作,在身體正面中央處尚有縱向的任脈;在背面中央處,則有一延著背骨的督脈,加上此二條奇經,總計十四條。

「氣血」的能量就是經由十四條經絡循環全身,而在經絡上有「氣血」的出發點,經過點及到達點。這些點就是經穴,也是我們所謂的穴道。本書所提及的穴道只有106個,而且每一個都具有改善疼痛的效果,只要善用這些穴道,幾乎所有的酸痛症狀都能改善。

氣脈不通,病痛隨來,也就是說疼痛皆來自於氣血的不通順,中醫認為腰酸背痛是筋骨受損傷所致,所謂「筋」包括筋絡、筋膜、筋腱、肌肉及軟骨,也就是包圍人體的皮膚、皮下組織、肌肉、肌腱、肌膜、關節囊、韌帶、髓鞘、血管、周圍神經、椎間盤纖維環、關節軟骨盤等軟組織,通常也與骨骼合併,統稱為「筋骨」。筋依附在關節上,能夠束骨,維繫與穩定關節,還能使關節屈伸活動。筋骨要功能正常,也需要依靠氣血的作用。

人體若遭受到跌撲閃挫或尖銳所傷,或體質虛劣,受風寒瀾邪所侵襲,皆會破壞筋骨的常態,因而造成腰酸背痛。風、寒,濕三邪合而為「痺」,「痺」就是關節發炎疼痛的意思;此外,直接、間接性與累積性損傷及人體本身體質缺陷、平時姿勢不良,都會造成腰酸背痛。

從西醫觀點來看關節病症

神經發炎、壓迫、腫脹,也就是說疼痛皆來自於末梢神經痛覺的反應,壓迫到不同神經區域的反射,就反應出那個區域關節的酸痛了。每一個人終其一生,都有過腰酸背痛或身體局部疼痛的經驗,只是酸痛的程度與疼痛的部位不同罷了。根據健保局統計,國內民眾因為上/下背疼痛的求診人數,一年即達600萬人次,醫療費用超過新台幣36餘億元,由此不難想像其嚴重性。

神經系統是主宰人體內一切生理機能,重要的控制系統;從大腦、脊髓及其周圍神經所導引的神經系統,都在硬的頭骨裡及脊椎內自由出入;任何疾病的產生,或大或小都與神經指揮失靈有關;而神經指揮的失靈可以表現在肌肉酸痛、關節的腫脹疼痛及細胞組織的發炎異常等現象。

所有骨骼、關節、肌肉的疼痛,都可藉由姿勢的矯正,均衡的飲食營養,早期的儲存「骨本」,降低身心工作的壓力,以及從事大肌肉群的運動,如游泳、慢跑、快走,還有體操、伸展、按摩運動等,來早期

防治腰酸背痛及局部疼痛。

合併中西醫角度來看關節病症

以中西兩者的角度合併來看身體關節酸痛之共通點，為皆以陰陽、表裡、寒熱、虛實等八綱辨證，作為治療、處方的依據。關節疼痛就是：「陰經出現鬱血、陽經出現酸痛的現象。」

讀者在按摩穴道前先要分辨自己是屬於陰性、還是陽性。

- **陰性型為「虛」**：身材細瘦、沒有元氣、臉色蒼白的人是屬於虛的體質。
  體虛者，按壓時要柔軟、慢慢輕柔的按壓。
- **陽性型為「實」**：身體壯碩、好動，臉色紅潤者是屬於實的體質。
  體實者，按壓時要力道、輕柔轉中力再增強。

期盼達到強身保健的功能

本書的內容取材簡單易懂，尤其特別的是在書內列舉的穴位圖表、功能說明，藥方解說十分詳盡。中醫的按摩、吐納術，西醫的整脊復健、脊椎神經醫學如出一轍。民眾一有病痛，一定得循正規管道，尋覓專業醫師做正確的診斷與適當的治療，否則延誤時機，成為慢性病患者，終身背負揮之不去的痛楚，則悔之晚矣！

筆者對本書主要的期盼是讓讀者獲益、酸痛的患者能早日康復，關節不疼痛時跟著本書的單元按摩，達到強身保健的功能，當自己或家人有身體酸痛症狀時，更能輕易改善酸痛的難關，平日不要輕忽身體任何疼痛的訊息，除了自我 DIY 改善之外，謹記要充分配合醫療，才能讓生活充滿美滿與健康。

曲孝禮
國家檢覆及格西醫師及中醫師

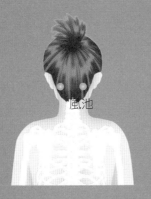

風池

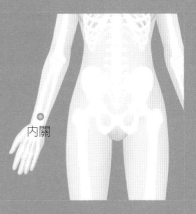

内關

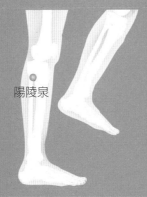

陽陵泉

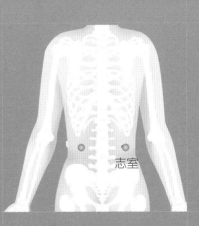

志室

[第 1 章]

動動手指，酸痛不見

- 自我按摩的功效
- 改善疼痛 6 大特效穴
- 小工具，大幫手

自我按摩的功效

　　藉由按摩的過程，可以讓自己全身舒暢，在身體完全放鬆的情況下，達到休養生息的目的，心靈也能獲得釋放的感覺，並能調節生理機能，達到理療病症的目的。從性質上來說，自我按摩是一種物理的治療方法。通常自我按摩的主要功能是指保健性按摩或改善症狀性的按摩。

自我按摩的基本功效

- 促進體內血液循環，加速淋巴回流。
- 消除肌肉的緊張，幫助受傷的肌肉復原。
- 改善皮膚的彈性，促進新陳代謝。
- 糾正關節錯位。
- 調節身體臟器功能。

關節酸痛，自我按摩的特殊功效

- 改善氣虛血弱的症狀，推動血液循環的運行。
- 寒症或熱症引起的血液凝滯，透過自我按摩，讓淤血散開並促使血液運行。
- 外傷重擊，造成血液溢出，血脈停滯在組織中，可在自我按摩中獲得改善。

自我按摩最重要的功效

　　自我按摩穴道、腳掌和手指都可以產生理病健身的功效，自我按摩不必花錢，就可以達到強身健體的目的。然而，最大的好處就是安全可靠、簡單方便。如能充份掌握自我按摩功效，不僅減少身體的病痛，還可以將自我按摩所學的方法，為親朋好友按摩。

　　每當身體受寒氣入侵，氣機血脈運行受阻，身體的肌表、肌肉、骨骼等組織都會緊急收縮。在過於潮濕的環境下，外來的濕邪兩氣侵犯關節，讓經絡氣機受到阻塞；而身體內淤血形成的部位，不僅分布在臟腑裡，也分布在經絡裡，經絡不通暢，關節就會疼痛，腫塊於是發生。產生於身體各部位關節的疼痛症狀，可以透過自我按摩來改善。

改善疼痛 6 大特效穴

按摩以下 6 個穴位，對改善疼痛，有很好的效果。

風池 → 疏通淤積之氣的保健穴位

改善症狀：頸椎僵硬疼痛、腰背酸
痛、落枕。

如此重要：是改善感冒風邪的特
效穴位，也是改善頸
部疼痛時的常用穴。
頸部是連接頭與身體
的血管、淋巴管、神
經通過的重要部位，
因此刺激位於頸部的風
池穴，可以疏通淤積之
氣，保持健康。

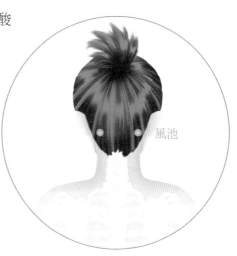

風池

內關 → 改善內臟疾病的重要穴位

改善症狀：風濕痛、頸部酸痛、胸悶、
手痛、手麻。

如此重要：爲手心包經的主絡脈，
是改善內臟疾病的重
要穴道，能安定心
神、調整血壓、預防
心臟無力、休克。
可提高身體的防禦機
能，保持身體的健
康，故臨床上常選用此
穴爲保健的針灸常用穴
之一。

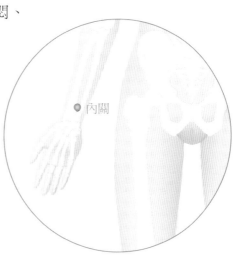

天宗 → 改善肩背疼痛有效的常用穴位

改善症狀：上臂神經痛、五十肩、手臂活動困難、肩胛疼痛、手臂高舉不易、胸部疼痛、坐骨神經痛。

如此重要：是改善肩背痛的常用穴，常按能促進肩背氣血及淋巴液的循環通暢，舒緩肩部僵硬，並刺激到神經的傳導，因此體質也同時得到了改善。

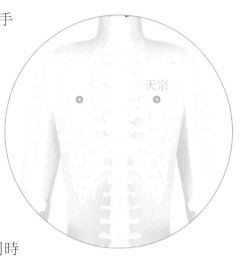

肩井 → 改善肩酸的代表性穴位

改善症狀：肩酸、手臂酸痛、落枕。

如此重要：以可以有效的改善肩酸而聞名，因為位於肩背斜方肌的邊緣，所以刺激按摩可促進頸部、腦部血液循環與增強新陳代謝，減輕肌肉過度疲勞而產生的僵硬酸痛。

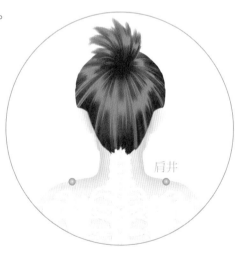

志室 → 對會引起僵硬或倦怠的腰痛特別有效

改善症狀：閃到腰、慢性腰痛。

如此重要：雖以專門能改善腰痛而
聞名，但對消除疲勞
也非常有效；尤其
對疲勞所引起的腰
部倦怠或從背到腰
的僵硬最有效果。
志室和腎臟有密切
的關連，進入中高年
後，精力衰退，刺激此
穴可改善「腎虛」。

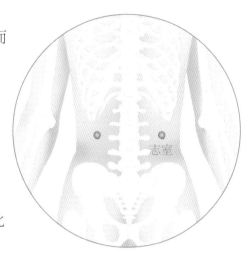

志室

陽陵泉 → 紓解因運動傷害引起的肌肉酸痛疲勞

改善症狀：五十肩、落枕、腰扭傷、踝
扭傷、膝關節炎及周圍
軟組織疾病。

如此重要：以「外傷陽陵泉」
爲名，對於止痛、
增強筋骨、舒經通
絡等，此穴有特別
效果。
只要是軟組織的症
狀，如肌肉痙攣、痠
痛、肌腱韌帶扭、拉傷
等，皆可利用此穴來加以改
善或消除。

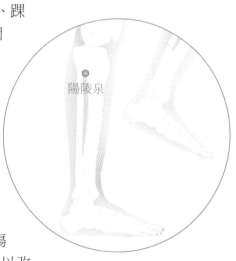

陽陵泉

小工具，大幫手

在進行穴位按摩時，如果手剛好搆不到，或手指的力道太弱，或手指很快便疲倦，就無法達到預期的效果，此時可以利用家中或辦公室就有的小器具當做輔助道具，就能簡單輕鬆的實施穴位刺激，幫助發揮按摩的最好療效！

如果想對狹小的範圍給予強烈的刺激，可利用髮夾圓的一頭，或把數根牙籤綁成束，用尖端來按壓。適合用來刺激頭部、手指、手掌、腳趾等部位。而若想對手指或腳趾給予較為強烈的刺激，也可以用曬衣夾。

如果想對大範圍的肌肉給予強烈的刺激，可以用木槌來敲打或用鬃毛刷來摩擦，常用來刺激肩膀、腳部、腳底等部位。另外還有在手掌或腳底滾動高爾夫球，以及用梳子輕敲頭等方法。

各種筆 → 適用面積較小的穴位，如掌部、足部

如此功效：方便隨時取用，定點按壓療效最好。

使用方式：直接在穴位上按壓；筆桿可用來按摩
腳趾側，筆蓋部分可實施定點
按壓。

注意事項：因蓋子的形狀很
多，最好是用圓
滑、圓潤的一面，
太尖銳容易刺傷皮
膚，要輕輕刺激，
力道不要太重。

髮夾 → 腳皮較硬或掌部範圍及小範圍的穴位

如此功效：方便隨時取用，可發揮較深入的刺
　　　　　激效果。

使用方式：用髮夾鈍頭的一端來代替姆
　　　　　指按壓，按壓幾下後須暫
　　　　　停一會兒再壓，如此
　　　　　反覆進行。

注意事項：應注意施力大小，避
　　　　　免傷及皮膚，或注意
　　　　　消毒與清潔工作。

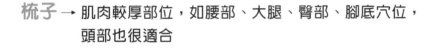

梳子 → 肌肉較厚部位，如腰部、大腿、臀部、腳底穴位，頭部也很適合

如此功效：方便隨時可取用。

使用方式：最好是選用前端有一粒一粒小
　　　　　圓球的梳子，可用來拍打
　　　　　身體，讓肌肉局部放
　　　　　鬆，改養血行。

注意事項：前端若沒有小圓
　　　　　珠，易造成皮膚的
　　　　　傷害。

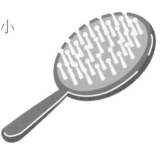

數根牙籤 → 適用腳皮較硬或角質化定點操作

如此功效：方便隨時取用，對硬皮組織可
發揮較深入的刺激效果。

使用方式：將 20 至 30 根牙籤用橡皮
筋綁住來輕敲穴位。

注意事項：要避免尖銳端造成皮膚
的傷害。

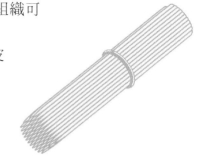

蓮蓬頭 → 適用肩頸部的穴位

如此功效：洗澡時心情是最放鬆的時刻，
可使按摩效果倍增。

使用方式：將蓮蓬頭的水注直接沖
往穴位週遭肌肉。

注意事項：要注意水溫不要
過高。

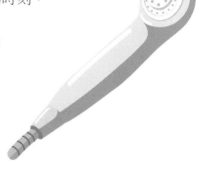

吹風機 → 適用肩頸部或腳底穴位

如此功效：可不費力地促進局部
血液循環。

使用方式：將吹風機風口對
準穴位，直到產生
灼熱感再移開，用
微風即可。待灼熱感
漸消失再吹第二次，
如此反覆進行。

注意事項：避免吹強風或靠身體太近。

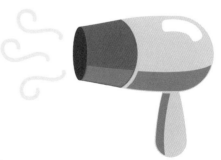

毛巾 → 適用肩頸、背部穴位

如此功效：方便隨時取用，乾擦背部可促
進血液循環，浸熱水後可
發揮熱敷的效果。

使用方式：用將毛巾浸在熱
水後擰乾，
敷在穴位上；
或是以粗毛巾
乾擦背部。

注意事項：應注意毛巾不可過
熱，以免燙傷皮膚。此外
如果是急性的肌肉痛或閃到腰等，可以把沾冰水的毛巾擰乾
來冰敷患部，就能及早抑制患部發炎。

穴道刺激用品 → 適用肩頸、背部、腰部、手部、腳部等
　　　　　　　　　　全身穴位

如此功效：專門針對各部位肌肉穴點按摩刺激，促
進血液循環的效果。

使用方式：依照按摩器的種類做各
部位適當的刺激
按摩。

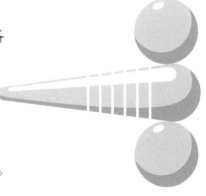

注意事項：按摩器的開發種
類繁多，應以疼
痛部位為主，做適當
力度的滾動按壓、敲打。

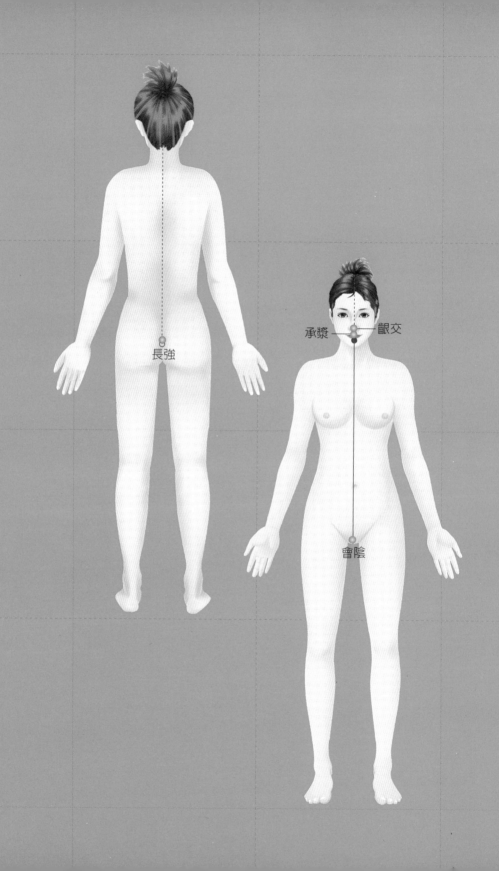

長強

承漿 —— 齦交

會陰

[第 2 章]

輕輕鬆鬆，找對穴位

- 中醫學的經絡穴道神奇功能
- 人體十二經絡與奇經八脈
- 穴位按摩的作用與注意事項
- 穴位按摩的基本手法

中醫學的經絡穴位神奇功能

具有安定浮躁的神經、消除工作壓力的神奇功效

現代人多半精神不安，因壓力而使身體運作產生異常。然而只要進行按摩，就能消除精神不安的壓力。在承受精神壓力時，自律神經會分泌副腎荷爾蒙，產生抑制壓力的力量。但隨著社會和人際關係漸趨複雜，不知不覺已超越自律神經作用的能力範圍，因而引起各種精神性疾病，如失眠、頭重、食慾不振、焦躁、無氣力、精力減退等，這些壓力性症狀，忙碌的現代人都有其中一、兩項毛病吧！

讓自己和家人氣血順暢、建立良好的人際關係

按摩穴位不論男女老幼，任何人都能隨時隨地的進行，不需要特別豐富的知識，只需動一動手指或運用簡單的工具，就能自己 DIY 按摩身體的穴位。穴位按摩能改善人類病症的痛苦，不會產生副作用，並使「氣血」順暢，具有修復全身機能達到均衡的作用；透過穴位的按摩能與家人、朋友一同進行，還可建立良好的人際關係；穴位按摩後的舒適感能使副交感神經占優勢，平靜受干擾的情緒，並消除心情的煩惱。

經脈循一定路線流通，循環全身

十四條經脈各自分流或匯流，從顏面、手、腳、腹、胸互相連絡，而循環全身。例如，肺經是由肚臍的部分到手指指尖的方向；大腸經則相反的由手指尖流向肚臍的方向。胃經則是繞過頭部到腳趾；脾經是從腳趾到頭部的方向。

太陰肺經	⟷ 陽明大腸經	互為表裡
陽明胃經	⟷ 太陰脾經	互為表裡
少陰心經	⟷ 太陽小腸經	互為表裡
太陽膀胱經	⟷ 少陰腎經	互為表裡
厥陰心包經	⟷ 小陽三焦經	互為表裡
少陽膽經	⟷ 厥陰肝經	互為表裡
任脈	⟷ 督脈	互為表裡

人體十二經絡與奇經八脈

經脈是連結我們身體各部位的通信公路網

　　如果與平面地圖比較，經絡穴道的多面性可說是結合了三度空間立體的形體，加上「時間」，及我們的「思想」，形成結合多度空間的全方位立體地圖。

　　地圖上氣血流動聯絡臟腑的公路網，把我們的五臟、六腑、頭面、軀幹、四肢等都連繫起來共 12 條。經絡大致分為陰與陽，人體經絡包括：手三陰經、手三陽經、足三陰經、足三陽經的十二條正經，和以任、督二脈為主的「奇經八脈」。

十二經絡的循行路徑

手太陰肺經 → 肺經走的時辰在 3 點—5 點

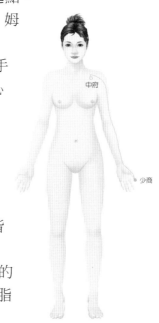

通過的筋路：從胸部上方外側的**中府穴**為起點，通過手臂前外側→ 手掌外側→ 姆指外側角的**少商穴**為終點。

功能與症狀：可調整呼吸器、心臟、皮膚和手臂等的機能。對頭部充血、心悸、呼吸急促等症狀有效。感染到手太陰肺經疾病的一般症狀，通常反應在喉部、胸部、肺部，而且身體會感覺涼冷、肺部脹滿，手掌發熱、胸疼痛、肩部、背部皆酸痛。

飲食這樣吃：少吃油炸、油煎、油炒和油酥的食物，以及豬皮、雞皮等含油脂高的食物。

手少陰心經 → 心經走的時辰在 11 點－13 點

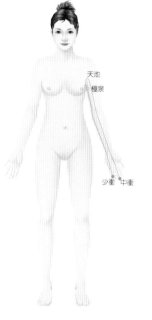

通過的筋路：從腋下的**極泉穴**爲起點，通過手
臂→ 手腕→ 小指的**少衝穴**爲
終點。

功能與症狀：調整循環器官、呼吸器官等
的機能。對臉部灼熱、充
血、口渴、手臂麻痺、疼
痛等症狀有效。感染到手
少陰心經疾病的一般症
狀，通常反應在臉部、
手部，而且臉部會感覺
熱熱、手部麻痺、心情較
不能安定與輕鬆。

飲食這樣吃：盡量避免喝酒。需飲酒時，
要限量飲用，並應避免空腹
喝酒。

天池
極泉
少衝 中衝

手厥陰心包經 → 心包經走的時辰在 19 點－21 點

通過的筋路：從胸部的**天池穴**爲起點，通過手臂→ 手掌→ 中指的**中衝穴**爲終點。

功能與症狀：調整自律神經和心臟的機能，針對心悸、呼吸急促、胸痛、心臟機能障礙等有效。感染到手厥陰心包經疾病的一般症狀，主要反應在胸、心、呼吸方面，會心悸、失眠、胸脅部脹滿、心臟機能有障礙、心煩心悶。

飲食這樣吃：避免攝食含膽固醇過高的食物，如：豬腦、豬肝、蛋黃等。

手陽明大腸經 → 大腸經走的時辰在 5 點─7 點

通過的筋路：從手掌食指的**商陽穴**爲起點，通過手臂→鎖骨凹陷→頸部側邊→鼻翼的**迎香穴**爲終點。

功能與症狀：可調整鼻、喉嚨、牙齒、胃和手指等的功能。對鼻塞、喉嚨痛、頸酸和肩酸等症狀有效。感染到手陽明大腸經疾病的一般症狀，通常反應在頭部、耳部、鼻部，會牙痛、鼻炎、流鼻涕、鼻血、口乾、喉腫痛、食指僵硬，或發寒顫抖。

飲食這樣吃：建議食用低飽和脂肪酸以及低脂肪、高澱粉、高纖維的食物。

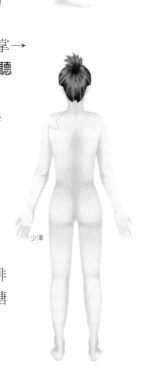

手太陽小腸經 → 小腸經走的時辰在 13 點─15 點

通過的筋路：從小指的**少澤穴**爲起點，通過手掌→手臂→肩→頸→下顎→耳朵前的**聽宮穴**爲終點。

功能與症狀：改善手腕、頸部、耳朵、眼睛的異常症狀，對重聽、喉嚨腫大、手臂麻痺和疼痛等有效。感染到手太陽小腸經疾病的一般症狀，主要反應在手部、肩部，亦包括手腳疾病，身體會僵硬、耳有異狀、腰部、肩部疼痛。

飲食這樣吃：避免吃肉類、速食、菸、酒、咖啡和加工食品，芍芨及使用大量含糖調味料也要避免。

手少陽三焦經 → 三焦經走的時辰在 21 點— 23 點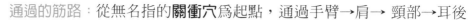

通過的筋路：從無名指的**關衝穴**為起點，通過手臂→肩→ 頸部→耳後
→ 耳前→ 眉外側的**絲足空穴**為終點。

功能與症狀：改善眼、耳、喉嚨、臉部等異常，像是頭痛、胸悶、呼吸
機能的障礙等。感染到手少陽三焦經疾病的一般症狀，主
要反應在頭部、胸部，亦包括手腳疾病，身體會喉乾口
渴、心悸、手臂內側後緣疼痛、手心熱痛。

飲食這樣吃：忌吃生冷飲食，忌菸、酒，調味不宜太鹹。

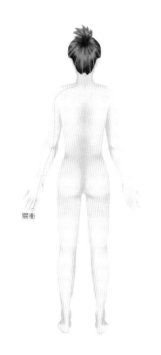

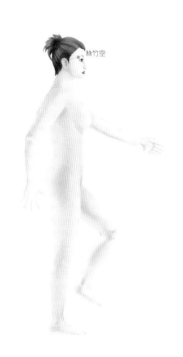

絲竹空

足太陰脾經 → 脾經走的時辰在 9 點— 11 點

通過的筋路：從腳的第 1 趾內側的**隱白穴**為起點，通過腳背側面→ 鼠
蹊部→ 肚臍旁邊→ 胸→ 腋下→第七肋骨間的**大包穴**為終
點。

功能與症狀：調整消化官、生殖器官、呼吸器官、精神機能等。對於

噁心、下痢、腳部浮腫、腳與腰的虛寒等症狀有效。感染到足太陰脾經疾病的一般症狀，主要反應在胃腸及生理疾病，呈現胃痛、腹脹、下腹部不舒服、貧血，女性會出現性賀爾蒙異樣症狀。

飲食這樣吃：均衡飲食調節，注意鈣質的攝取。

足少陰腎經 → 腎經走的時辰在 17 點—19 點

通過的筋路：從腳底的**湧泉穴**為起點，通過腳內側→ 肚臍旁邊→ 胸的第二肋間的**俞府穴**為終點。

功能與症狀：調整泌尿器官、生殖器官、腎臟機能，強化生命力。對全身倦怠、精力減退等有效。感染到足少陰腎經疾病的一般症狀，主要反應在臉部、自律神經、泌尿器官，會血壓不正常、心跳快、喉間乾痛、心煩、萎靡不振、性能力退化。

飲食這樣吃：增加鉀質的攝取能有效降低血壓，不過腎臟不好的患者要限制鉀質攝取量。

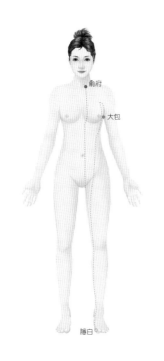

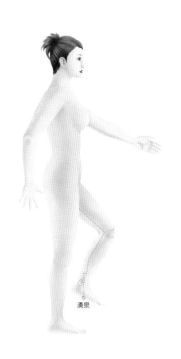

足厥陰肝經 → 肝經走的時辰在 1 點─3 點

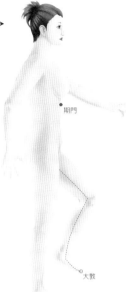

通過的筋路：從腳的第 1 趾的**大墩穴**爲起點，通過腳→
腹部→肋骨下部的**期門穴**爲終點。

功能與症狀：調整肝臟、肌肉的機能以及生命能量
的平衡。下腹部疼痛，腰痛，腳的
浮腫、疼痛等症狀有效。感染到足
厥陰肝經疾病的一般症狀，主要反
應在眼部、心部，亦包括心神方面
的疾病，神經會衰弱、心神不能集
中。

飲食這樣吃：奶類及魚、肉、豆、蛋類要均衡攝
取，蔬菜類及水果類要多食用。

足陽明胃經 → 胃經走的時辰在 7 點─9 點

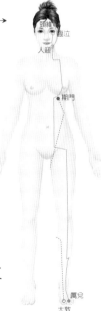

通過的筋路：從眼睛下方的**臨泣穴**爲起點，通過口角→
耳前→額的**頭維穴**爲終點。及從喉嚨的
人迎穴爲起點，通過鎖骨凹陷→胸→肚
臍→鼠谿部→腳→腳的第 2 趾的**厲兌
穴**爲終點。

功能與症狀：可調整消化器官的機能和全身的不
適。對便秘、下痢、頭痛、鼻塞、
腳麻痺等症狀有效。感染到足陽明
胃經疾病的一般症狀，主要反應在頭
部、臉部、腦部及腸胃，會胃痛、心情
不好、頸腫大喉嚨痛、胃中寒脹滿。

飲食這樣吃：飲食盡量清淡不可過鹹，避免攝食加工
或醃製的食物，烹調食物改採燉、烤、
燒、清蒸、水煮、涼拌等方式。

足太陽膀胱經 → 膀胱經走的時辰在 15 點— 17 點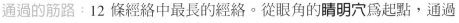

通過的筋路：12 條經絡中最長的經絡。從眼角的**睛明穴**爲起點，通過
後頭部→頸部→背部→腰→腳的第五趾外側的**至陰穴**爲終
點。

功能與症狀：改善頭部和背部的異常症狀。從臉到後頭部疼痛、後頸
部、背部、腰、大腿、小腿的虛寒和疼痛、鼻塞等有效。
感染到太陽膀胱經疾病的一般症狀，主要反應在感冒、腰
背，及生理不健全，會頭痛、腿肚疼痛，神經衰弱、月經
不調、陰道鬆弛。

飲食這樣吃：盡量少吃富含精緻糖類的食品，如：糖果、煉乳、蜂蜜、
汽水、罐裝或盒裝的果汁、加糖蜜餞、蛋捲、中西式甜點
心、加糖罐頭等。

中醫學的經絡
穴道神奇功能

人體十二經絡
與奇經八脈

穴位按摩的作用
與注意事項

穴位按摩的
基本手法

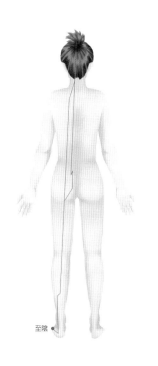

至陰

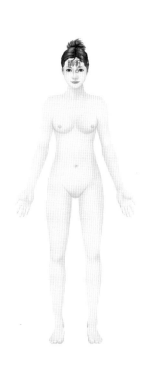

睛明

足少陽膽經 → 膽經走的時辰在 23 點－ 1 點

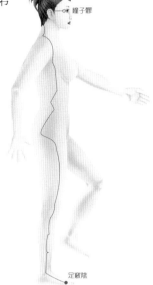

瞳子髎

通過的筋路：從眼尾的**瞳子髎穴**爲起點，通過耳的周圍
→頸部→ 肩→上身側面→ 腳→腳 的第
四指的**竅陰穴**爲終點。

功能與症狀：協助肝功能，並調整泌尿、生殖的機
能。改善肩酸、腳麻痺、疼痛、臉
色不良、皮膚喪失光澤等。感染到
足少陽膽經疾病的一般症狀，主要
反應在頭部、肩部、手腳、皮膚
方面。會口苦、偏頭痛、暈眩、
手腳冰冷、皮膚粗糙。

飲食這樣吃：主食以五穀或燕麥、薏仁、未加工
的乾豆類：黃豆、綠豆、紅豆爲
主。水果、蔬菜、全穀類均是纖維良
好的來源。

足竅陰

奇經八脈

　　奇經八脈是任脈、督脈、衝脈、帶脈、陰維脈、陽維脈、陰蹻脈、
陽蹻脈的總稱。由於它們的分布不像十二經絡那樣規則，與臟腑無直接
的「屬絡」關係，彼此之間亦無表裡配合，故稱爲「奇經八脈」。它們
縱橫交錯於十二經絡之間，具有加強經絡間聯繫，調節經絡氣血的作
用，其中以任、督二脈爲主。

　　人體正面的是任脈，對全身的陰經有總攬的作用；而起於身體後正
中線的督脈循行於脊髓裡，直接連結脊髓、腦，所以與人的精神、意
志、思維有很大的關聯。任督二脈同時與全身的各個臟器相通，當眞氣
充足時，這些五臟六腑就都可以直接得到滋潤。

任脈

通過的筋路：以**會陰穴**為起點，通過身
　　　　　體正面中央，由腹部→
　　　　　胸部→ 下唇下面的**承漿
　　　　　穴**為終點。

功能與症狀：調整身體正面的經脈，改
　　　　　善生殖器官、泌尿器官、
　　　　　呼吸器官、消化器官等的
　　　　　機能障礙。

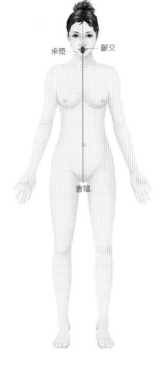

督脈

通過的筋路：以尾骨的**長強穴**為起點，
　　　　　通過身體背面的中央（正
　　　　　中線），由腰部→ 背部→
　　　　　後頭部→ 前面鼻樑→ 牙
　　　　　齦部的**齦交穴**為終點。

功能與症狀：調整身體背面的經脈，改
　　　　　善因為內臟的不適所產生
　　　　　的全身性症狀。

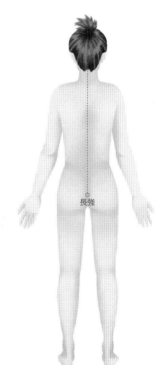

中醫學的經絡
穴道神奇功能

人體十二經絡
與奇經八脈

穴位按摩的作用
與注意事項

穴位按摩的
基本手法

穴位按摩的作用與注意事項

穴位按摩的作用

按摩，蘊涵著精深微妙的哲理與智慧，在按摩中慢慢參悟，並從中思考生命的價值與意義，尋得稍安勿躁的平衡寧靜、體悟生活的從容和灑脫及找到越挫越勇的奮鬥動力、體會到心繫天下的悠遠、感悟出一點心境的空明。它可以：

* 改善血液循環和淋巴流動
* 加速損傷的痊癒
* 加速運動的效益
* 有助於身心部位的改變，例如：
    1. 身體分泌作用和排泄作用增加。
    2. 有害壓力賀爾蒙減低。
    3. 按摩有助皮膚年輕，改善其彈性，維持毛孔組織，刺激腺性的分泌。
    4. 按摩具有舒緩壓力，及休養生息的功效。

按摩的過程中，雙手的溫度、適當的施壓及撫觸的刺激對交感神經系統會產生平衡作用，亦稱為神經系統效應。肌膚的神經末梢在按摩時會受到刺激並獲得舒緩，因此憂慮、緊張和內在緊繃造成的耗弱神經可以獲得休養並恢復正常運作。

按摩的注意事項與須知

看了那麼多按摩的好處後，是否躍躍欲試？但要注意按摩雖安全性高，但有些時候不適合做按摩，請參見下表〈哪些時候不適合按摩〉，另外，在按摩前、中、後也有一些注意事項：

◎哪些時候不適合按摩？

飯後半小時內	飯後人體的血液集中在腸胃，此時若按摩腹部會使血液流至他處，會造成消化不良。
發燒 37.5 度以上	穴位按摩對身體的刺激強烈，發燒時按摩易使病情加重。
酒後	喝酒後最好不要按摩，易發生嘔吐不適症狀。
穴位周圍有異常時	關節腫痛、骨折、脫臼等肌肉關節傷害，刀傷、燒燙傷、擦傷等皮膚外傷，或濕腫瘡等皮膚病，都不適合。
手術後	主要是針對手術部位來評斷是否適合按摩，若是臉部美容小手術，身體按摩是沒關係的；若是腹腔方面手術，就不可以按摩腹部周圍穴位，傷口若尚未癒合，不小心會裂開。手術後得視情況而定，不是不能按摩，只要不在傷口附近即可。
飢餓或疲勞中	人體若處於飢餓或疲勞中，體內血糖偏低，按摩反而會耗損能量。
生理期	生理期時要排出子宮內的經血，有些穴位會刺激神經反射，造成子宮平滑肌收縮，形成經血量過多等情況，不過在經期前並不會影響。
子午時	晚上 23 時至凌晨 1 時，此時氣血最低；中午 11 時至 13 時，氣血最旺。除非是急救，否則子午時不適合按摩。

◎按摩須知

按摩前
- 清潔手部：按摩前雙手宜先洗淨，剪短指甲，戒指要拿下，避免傷及肌膚。
- 搓熱手掌：按摩前最好雙手搓熱，可提高功效。

按摩中
- 適當姿勢：儘量採最舒適的姿勢，可減少因不良的姿勢所引起的酸麻反應。
- 力道平穩：力道不應忽快忽慢，宜平穩緩慢進行。

按摩後
- 有人會想睡，有人卻精神百倍：有人按摩完後想睡，因為穴道按摩後，釋放了所累積的疲勞，會透過睡眠來恢復體力。另外有些人穴道按摩後，會精神百倍，體力增強，此狀態多是穴道按摩後，打通了經絡血脈，增加血液流通所致。
- 記得喝水：按摩完後可喝 500cc 的溫開水，可促進新陳代謝、具排毒等功效。另外，也要避免生冷食物。
- 避免浸泡冷水：不可立刻用冷水洗浴，一定要用溫水，因為按摩後全身毛細孔打開，所以，要注意保暖，避免受到風寒。
- 可冰敷：若穴道按摩後，第二天該部位會有些微酸痛，大多為初次按摩或較少按摩者較易發生，只要於該部位，稍微冰敷 10 分鐘，就會改善。另外，也不宜熬夜、過度疲勞或搬重物，以免第二天筋骨產生酸痛。

穴位按摩的基本手法

基本手法

　　利用指壓提高各組織器官的機能或是加以抑制，全都是由如何給予刺激來決定的。換言之，穴道不同、部位不同，使用的手法與力道強度也不同。

頭、頸、肩按壓手法

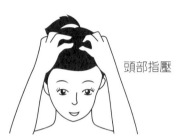

頭部指壓

頭部指壓

　　利用雙手手指並且將其完全張開，運用手來指壓頭部。

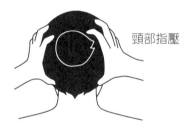

頸部指壓

頸部指壓

　　雙手姆指來指壓穴道，其他四指用來支撐頭部。

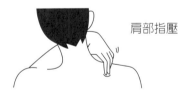

肩部指壓

肩部指壓

　　指壓、搓揉法：將手的四指按在穴道上方，利用另一隻手托住手肘來輔助刺激穴道。

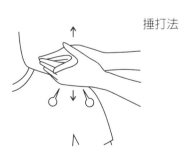

捶打法

　　捶打法：輕輕握拳反覆叩打。

手部按壓手法

壓揉法

　　拇指按壓穴點上順時針旋轉。

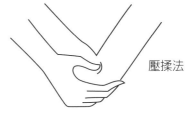

壓揉法

輕捏法

　　一面捏手指，一面搓揉移動。

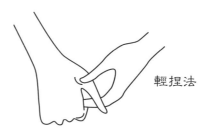

輕捏法

扣壓法

　　雙手交叉固定，手指反覆輕擦
刺激。

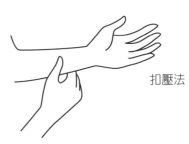

扣壓法

切打法

　　使用雙手的手刀，有次序地反
覆叩打。

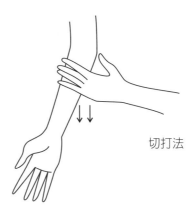

切打法

041

身體按壓手法

腹部指壓

使用雙手的四指相互疊進行指壓；或以四指前端，垂直按壓深入穴道，屬於特殊指壓點穴法。

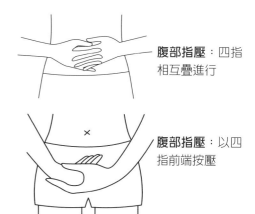

腹部指壓：四指相互疊進行

腹部指壓：以四指前端按壓

腰部指壓

以單手或雙手握拳姿勢，做順時鐘旋轉或左右搓揉按摩，適用於大面積背都放鬆。

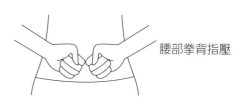

腰部拳背指壓

背部指壓

以拇指與食指或其他手指來抓捏穴點，或使用手掌指壓，也可以使用雙手相疊加以強壓。適用於大面積背都放鬆。

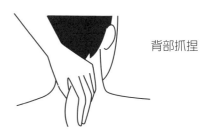

背部抓捏

腳部按壓手法

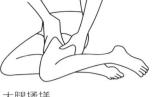

大腿揉搓

使用拇指重疊搓揉或握拳輕敲。

大腿揉搓

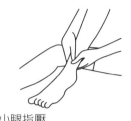

小腿指壓

使用拇指壓揉或輕擦按摩小腿。

小腿指壓

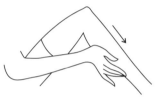

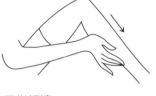

四指輕擦

腳底指壓

一腳放在另一腳的膝蓋上，使用大拇指按壓腳底，也可以雙手加強指壓力道。

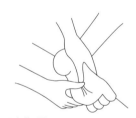

腳底指壓

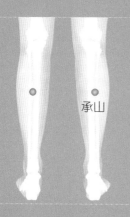

承山

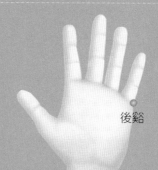

後谿

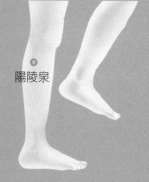

陽陵泉

委

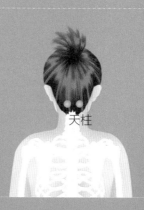

天柱

[第 **3** 章]

改善「頸部」關節酸痛

○ 頸椎症候群

手部穴位：頸項點 腳部穴位：懸鐘　身體穴位：風池　耳部穴位：神門

○ 頸椎過度後仰

手部穴位：後溪　手部穴位：郄門　身體穴位：天柱　耳部穴位：頸椎

○ 落枕

手部穴位：落枕　手部穴位：列缺　腳部穴位：承山　身體穴位：肩外俞

○ 頸椎椎間盤突出

手部穴位：曲池　腳部穴位：陽陵泉 身體穴位：風池　耳部穴位：頸

○ 頸椎退化性關節炎

手部穴位：合谷　腳部穴位：委中　身體穴位：天柱　耳部穴位：枕

頸 部

頸椎症候群

【症狀與成因】

頸椎症候群常見的症狀，包括頸部僵硬、肩背部沉重，甚至有頭痛、頭暈、視力減退、手腳麻、上肢無力感等現象。這些症狀大多是因為姿勢不良或是頸部使用不當，而導致肌肉、肌膜或韌帶的急性拉傷。

頸椎症候群常發生在老年人和上班族。老年人是因為頸椎退化，容易造成頸椎的問題；而上班族因為長期姿勢不良，或是長時間維持同一個姿勢，例如從事文書處理工作，長時間低著頭，也容易發生頸椎壓迫的問題。

患有頸椎症候群，除了頸部會感到疼痛，疼痛感也容易延伸到上肢或手臂。通常會從後腦勺的頭骨下緣開始，一直往下延伸到兩側肩胛骨內側和中央部位的椎骨旁肌肉與提肩胛肌，不動時還可以忍受，動的時候會感到非常痛，有些人甚至出現頭痛的情形。若疼痛一直持續，會使人產生情緒不穩、注意力不集中、容易疲倦，以及睡不好的連鎖反應，嚴重時根本無法工作。

【穴位按摩】

手部： 頸項點

位置： 手背第二、三指骨間，約一尾指寬的凹窩處，左右各一穴。

功效： 改善頸部僵硬，肩背部沉重引發的頭痛、頭暈、手腳麻等現象。

手法： 以拇指指尖按壓，做順時鐘旋轉按摩。

時間： 1 次按摩 6 秒鐘。

次數： 連續按摩 20 至 30 次。

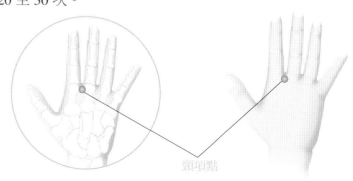

頸項點

【穴位按摩】

腳部： 懸鐘

位置： 外踝尖上 4 指幅寬，腓骨前緣，左右各一穴。

功效： 預防因長期姿勢不良或長時間低頭所引發的頸椎壓迫問題。

手法： 用拇指重壓，做順時鐘旋轉按摩。

時間： 1 次按摩 6 秒鐘。

次數： 連續按摩 20 至 30 次。

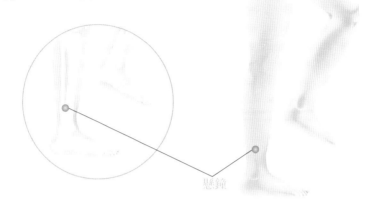

懸鐘

【穴位按摩】

耳部： 神門

位置： 三角窩處，對耳輪上、下腳分叉處，偏對耳輪上腳之下三分之一點。左右耳殼各一穴。

功效： 預防因頸椎退化造成的頸椎種種問題。

手法： 用拇指與食指扣住左右搓揉按壓。

時間： 1 次按摩 2 至 3 秒鐘。

次數： 反覆按摩 20 至 36 次。

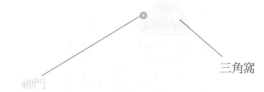

三角窩

神門

【穴位按摩】

身體：　風池

位置：將手放在後腦枕骨下方，會發現兩側大筋，剛好於凹陷處，左右
　　　各一穴。

功效：消除頸椎疼痛所帶來的情緒不穩、注意力不集中及睡不好的連鎖
　　　反應。

手法：雙手拇指同時做順時鐘旋轉按摩。

時間：1 次按摩 6 秒鐘。

次數：連續按摩 15 次。

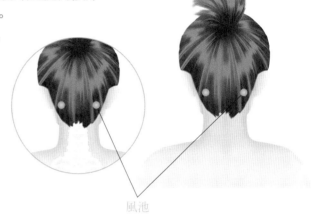

風池

【飲食調理】

關鍵材料：草莓 5 顆

其他材料：蘋果 1/2 個、優格 1 杯

作　　法：1.將草莓洗淨去蒂；將蘋果削皮去籽切丁。

　　　　　2.將全部材料放入果汁機中打勻，即可飲用。

 西番蓮茶

關鍵材料：奧勒岡 3g 、西番蓮 3g

其他材料：薰衣草 1g

作　　法：1.將奧勒岡、西番蓮及薰衣草放入茶壺中。

　　　　　2.將煮沸的熱水緩緩地倒入茶壺裡。

　　　　　3.燜 3 至 5 分鐘後，使用濾茶網，倒入飲杯中即可。

改善頸椎症候群的藥方

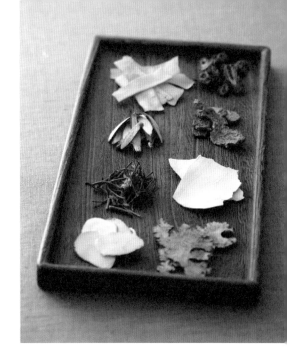

關鍵藥材：一條根 3 錢、芍藥 2.5 錢、
葛根 2 錢、川芎 2 錢、蒼术
2 錢、羌活 1.5 錢、白芷 1
錢、威靈仙 0.5 錢

其他藥材：白术 2 錢、雲苓 2 錢、法夏
2 錢、荊芥 2 錢、防風 1.5
錢、炙甘草 1 錢、川紅花 1
錢、生薑 0.5 錢

服　　法：藥材以水 500cc 合煎成
300cc，去渣飲汁。早晚飯
後各一次溫服。

避服時段：中午 11 點至下午 2 點

曲 醫師的叮嚀

生活習慣方面

- 上班族最好能每二十分鐘就變換頸部姿勢或
適時的起身走動，不要長時間低著頭辦公。
利用頭往側邊伸展的方式，伸展頸部側面。
在不會疼痛的範圍內，利用同側的手輔助，
盡可能往側面伸展，緩緩呼吸，維持 30 至
40 秒，左右輪流進行。

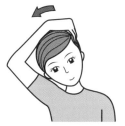

◆伸展頸部運動，在
不會疼痛的範圍內，
盡可能往側面伸展

飲食方面

- **草莓**：可以排除菸毒、改善痛風及關節疼痛
症狀，但是草莓含鉀甚高，腎功能異常、尿
毒洗腎患者不可多吃。
- **奧勒岡**：葉片有類似胡椒一般的刺激性香氣，用葉片沖泡的奧勒岡
茶，風味相當清爽宜人，可舒緩酸痛及改善頸椎關節炎不舒適。
- **西番蓮**：具消炎和抗痙攣之作用，對改善滑液囊炎、頸肩臂痛有良
好功效。

頸椎症候群

頸部

頸椎過度後仰

【症狀與成因】

主要是因姿勢不良、頸部肌肉或韌帶受到外來傷害所導致，例如不良睡姿、頸部扭轉太快、打噴嚏、咳嗽、跌倒或車禍等。（車禍發生時，最常見的「鞭繩樣傷害」（whiplash injury），就是頸椎因急速衝擊而過度後仰及前屈造成的。頭頸部先後仰再彈回前方，好像使用鞭繩一樣，所以稱做「鞭繩樣傷害」。）

近年響應節能減碳，「單車族」增多，但騎單車的姿勢不良，健身不成反而會對身體造成傷害，如腰部過度往後彎(類似駝背姿勢)、頸椎過度後仰，最易造成脊椎受傷。所以騎單車時，腰部儘量維持平坦，稍微往前，保持自然的姿勢，頸椎不要過度後仰。

在剛受傷時，症狀並不明顯，但脖子會逐漸感到酸痛，扭動脖子時會變得更嚴重，除了頭痛之外，脖子前面的肌肉摸起來也不舒服，輕者只是頸部酸痛，嚴重時會造成椎間盤病變及神經壓迫的情形。

【穴位按摩】

手部： 後谿

位置： 小指外側指節末端後方凹陷處，左右各一穴。

功效： 改善頸椎意外受傷後的酸、麻、腫、痛的情況。

手法： 用中指扣住，做順時鐘旋轉按摩。

時間： 1 次按摩 6 秒鐘。

次數： 連續按摩 20 至 30 次。

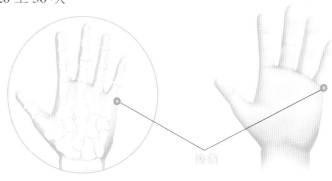

後谿

【穴位按摩】

手部： 郄門

位置：前臂內側中央，距離手腕約 7 指幅寬處，左右各一穴。

功效：放鬆頸椎承受外來的壓力，並且減少肌肉緊繃所造成的疼痛。

手法：用拇指重壓，做順時鐘旋轉按摩。

時間：1 次按摩 6 秒鐘。

次數：連續按摩 20 至 30 次。

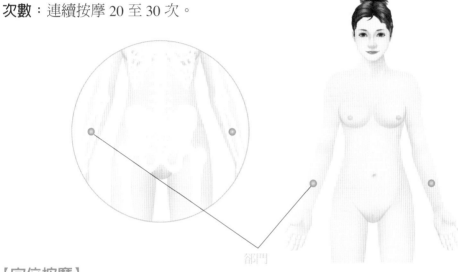

郄門

【穴位按摩】

耳部： 頸椎

位置：對耳輪起始部的突起處。左右耳殼各一穴。

功效：消除頸椎過於牽引所產生的酸楚與痛覺。

手法：用拇指與食指扣住左右搓揉按壓。

時間：1 次按揉 2 至 3 秒鐘。

次數：反覆按摩 20 至 36 次。

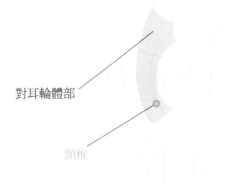

對耳輪體部

頸椎

051

【穴位按摩】

身體： 天柱

位置：低頭於後頭部入髮際尾指橫寬，中線旁開約二指幅橫寬處，左右
　　　各一穴。

功效：促進血液循環，使頸椎功能恢復健全。

手法：用雙手的拇指輕壓，做順時鐘
　　　旋轉按摩。

時間：1 次按摩 6 秒鐘。

次數：連續按摩 15 次。

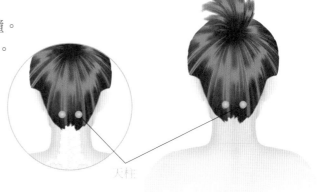

天柱

【飲食調理】

草莓鮮蔬汁

關鍵材料：草莓 5 顆、高麗菜 1/6 顆、荷蘭芹 1 根

其他材料：蘋果 1 顆、開水 150cc

作　　法：1.將蘋果、高麗菜、荷蘭芹洗淨並切丁；草莓洗淨去蒂。
　　　　　2.將所有材料一起放入果機汁打勻，濾渣後，即可飲用。

牛膝草茶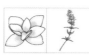

關鍵材料：奧勒岡 3g 、牛膝草 3g

其他材料：荊芥 3g

作　　法：1.將奧勒岡、荊芥及牛膝草放入茶壺中。
　　　　　2.將煮沸的熱水緩緩地倒入茶壺裡。
　　　　　3.燜 3 至 5 分鐘後，使用濾茶網，倒入飲杯中即可。

改善頸椎過度後仰的藥方

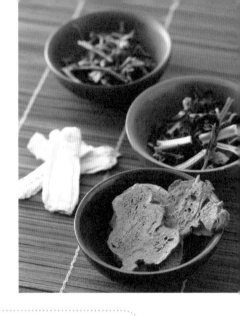

關鍵藥材：紫蘇 3 錢、白术 3 錢、藿香 3 錢、桔梗 2 錢

其他藥材：大腹皮 3 錢、茯苓 3 錢、陳皮 2 錢、厚朴 2 錢、甘草 1 錢、生薑 1 錢、大棗 1 錢

服　　法：藥材以水 500cc 合煎成 300cc，去渣飲汁。早晚飯後各一次溫服。

避服時段：中午 11 點至下午 2 點

曲 醫師的叮嚀

生活習慣方面

* 適度讓頸部放鬆，平時可以緩慢的做做頸部前俯、向右旋轉、向左旋轉的動作。坐辦公桌的人首先在坐姿上盡可能保持自然的端坐位，頭部略微前傾，保持頭、頸、胸的正常生理曲線；還可以升高或降低桌面與椅子的高度比例，以避免頭頸部過度後仰或過度前俯；對於長期伏案工作者，應在 1 至 2 小時左右，有目的地讓頭頸部向左右轉動數

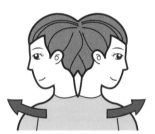

◆可以利用零碎的時間做做慢慢向右旋轉、向左旋轉的運動，放鬆頸部

次，轉動時應輕柔、緩慢，以達到該方向的最大運動範圍為準；或做夾肩運動，兩肩慢慢向脊椎緊縮 3 至 5 秒，之後雙肩向上提 3 至 5 秒，重複 6 至 8 次。

飲食方面

* **草莓：**可以排除菸毒、改善痛風及關節疼痛症狀，但是草莓含鉀甚高，腎功能異常、尿毒洗腎患者不可多吃。
* **高麗菜：**有助骨骼發育、除痛風、抑躁鬱，減輕頸部不適。
* **荷蘭芹：**可增強抵抗力、預防感冒，適合糖尿病、高血壓者食用。
* **奧勒岡：**可改善頸椎症候群所造成的疼痛、推動血液循環、促使頸椎功能恢復健全。
* **牛膝草：**香氣獨特，可消除胸口悶痛、解除頸肩部疼痛或過於緊繃的現象，對於頸椎過度後仰產生的疼痛有很好的改善效果。

頸椎過度後仰

頸部

落枕

【症狀與成因】

　　落枕在臨床上，是以急性頸部肌肉痙攣、強直（肌肉收縮後不易放鬆）、酸脹、疼痛，以致頸部無法正常轉動為主要症狀，大多由於體質虛弱或過度勞累，如經常伏案低頭的工作者，因頸項部的肌肉（尤其是胸鎖乳突肌、斜方肌、肩胛提肌），長時間被牽張而導致勞損，或在損傷的累積作用基礎下，加上外在的誘發因素，如熟睡時姿勢不良或枕頭高低、軟硬不適，側臥時枕頭過低或過硬，使頸部處於過伸或過屈狀態，導致一側肌群在較長時間內過度伸展，以致發生痙攣。或運動前的熱身操做的不夠，或運動時所做的動作超過能力極限，或因肌肉不協調、維持同一個姿勢太久而造成。通常發生在跑步者或三鐵運動者身上。

　　患者通常是早上起床後發現頸部疼痛，並在從事某些特殊方向的動作時，如點頭、抬頭、左右轉動等，會出現活動度受限或劇痛的現象，有些患者甚至連喝水、講話、抬手等細微動作，都會引發頸部的疼痛。

【穴位按摩】

手掌： 落枕

位置： 手背第 2 、3 掌骨間，指掌關節後約一尾指寬處，左右各一穴。

功效： 提升氣血活動，改善落枕造成的頸部無法正常轉動而感到酸脹、疼痛現象。

手法： 用拇指指腹重壓，做順時鐘旋轉按摩。

時間： 1 次按摩 6 秒鐘。

次數： 連續按摩 20 至 30 次。

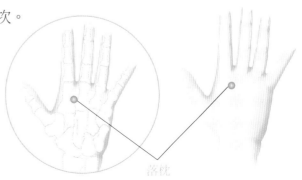

落枕

【穴位按摩】

手部： 列缺

位置：橈骨莖突上方，腕橫紋上 2 指幅寬，左右各一穴。

功效：改善睡眠時，因疲勞沒有轉身，頸椎落枕所產生的肌肉酸痛症
　　　狀。

手法：用雙手的中指或食指重壓，做順時鐘旋轉按摩。

時間： 1 次按摩 6 秒鐘。

次數：連續按摩 20 至 30 次。

列缺

【穴位按摩】

腳部： 承山

位置：將腳尖向上抬起，於小腿肚下方，會呈現人字紋的頂端凹陷處，
　　　左右各一穴。

功效：消除落枕後的頸部疼痛，無法點頭、抬頭、左右轉動有劇痛現象
　　　的產生。

手法：用同側的拇指重壓，做順時鐘旋轉按摩。

時間： 1 次按摩 6 秒鐘。

次數：連續按摩 20 至 30 次。

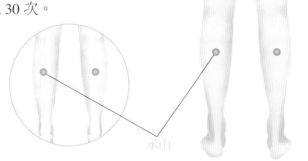

承山

055

【穴位按摩】

身體：　肩外俞

位置：背部第一胸椎和第二胸椎突起中間向左右各 4 指幅處，左右各一穴。

功效：減輕落枕後，肩部韌帶拉傷、肩關節有灼熱感等不舒服的現象。

手法：用雙手的中指或食指重壓，做順時鐘旋轉按摩。

時間：1 次按摩 6 秒鐘。

次數：連續按摩 15 次。

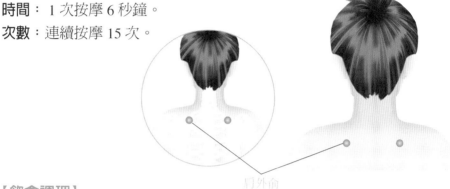

肩外俞

【飲食調理】

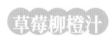

關鍵材料：草莓 5 顆、柳橙 1 顆、黃豆芽 1 把、蓮藕 1 節、蜂蜜 2 匙

其他材料：礦泉水 200cc

作　　法：1.草莓、黃豆芽、蓮藕洗淨，草莓去蒂，蓮藕切片。

　　　　　2.將柳橙去皮壓汁備用。

　　　　　3.草莓、黃豆芽、蓮藕放入果汁機，加入 200cc 礦泉水打成汁，濾渣後加入蜂蜜、柳橙汁，即可飲用。

關鍵材料：奧勒岡 3g

其他材料：檸檬香蜂草 3g

作　　法：1.將奧勒岡、檸檬香蜂草放入茶壺中。

　　　　　2.將煮沸的熱水緩緩地倒入茶壺裡。

　　　　　3.燜 3 至 5 分鐘後，使用濾茶網，倒入飲杯中即可。

改善落枕的藥方

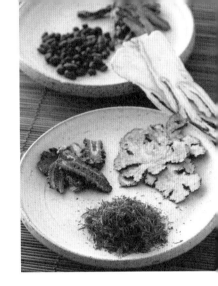

關鍵藥材：五靈脂 3 錢、秦艽 3 錢、川芎 2 錢、當歸 3 錢、紅花 1 錢、羌活 1 錢

其他藥材：桃仁 2 錢、沒藥 2 錢、香附 2 錢、甘草 1 錢、地龍 2 錢

服　　法：藥材以水 500cc 合煎成 300cc，去渣飲汁。早晚飯後各一次溫服。

避服時段：中午 11 點至下午 2 點

曲 醫師的叮嚀

生活習慣方面

- 在冬季，寒冷的空氣很容易誘發落枕，特別是經常伏案工作的人或是老年人，而預防落枕的發生，必須保持良好的睡姿與睡眠時宜選用「人體工學枕頭」、「健康枕」，初期時脖子可能會不舒服，可先用弧度較小的一端，待習慣後再換弧度較大的一端。此外，睡眠時還要特別注意頸、肩部的保暖，避免冷風直吹。

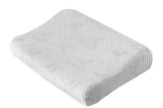

◆預防落枕，可以使用「人體工學枕」或「健康枕」

飲食方面

- **草莓**：可以排除菸毒、改善痛風及關節疼痛症狀，但是草莓含鉀甚高，腎功能異常、尿毒洗腎患者不可多吃。
- **柳橙**：可消除疲勞、改善肝機能、增強抵抗力、減輕退化性關節炎疼痛的現象。
- **黃豆芽**：可消除麻痺、水腫疼痛、踝關節酸痛；但脾胃虛寒者不宜多食。
- **蓮藕**：生食可散瘀血，熟食能補氣、益血、生肌，有改善頸、肩部關節疼痛僵硬的奇效。
- **蜂蜜**：可補中益氣、止痛，具有緩和頸肩酸痛、解毒潤燥的雙向功能。
- **奧勒岡**：可推動血液循環、改善落枕產生的肌肉酸痛症狀。

落枕

頸部
頸椎椎間盤突出

【症狀與成因】

　　椎間盤由兩個部分所組成，外圈的纖維環以及被包圍在中間的髓核。當身體彎曲或受壓時，纖維環會維持椎間盤的完整性。當脊柱受到不正常的受力或扭力時，會使椎間盤受到微傷害。重覆的微傷害可使纖維環產生裂痕，進而發生結構上的失常，最後髓核脫出而造成所謂的「椎間盤突出」。椎間盤突出必須向後突出才會直接壓迫到神經根而造成神經根痛。當然，椎間盤也會向前突出，但不會壓迫到神經根，可能僅會引起頸肩背痛而不發生神經根痛。

　　臨床上，頸椎椎間盤突出的症狀有三大類：局部頸症候群，在頸肩部有慢性反覆性疼痛、肌肉緊繃，和頸部運動範圍受限；局部頸臂症候群，除了頸肩部疼痛緊繃之外，沿著頸神經的分佈區域出現疼痛等症狀。依據不同的神經根受影響，神經學上的表現也不同；頸頭部症候群，除了頸肩部疼痛緊繃之外，出現頭痛頭暈等症狀。

【穴位按摩】

手部： 曲池

位置： 曲肘九十度於肘橫紋外側凹陷處，左右各一穴。

功效： 改善頸肩部有慢性反覆性疼痛、肌肉緊繃和頸部運動範圍受限現象。

手法： 用拇指重壓，做順時鐘旋轉按摩。

時間： 1次按摩6秒鐘。

次數： 連續按摩20至30次。

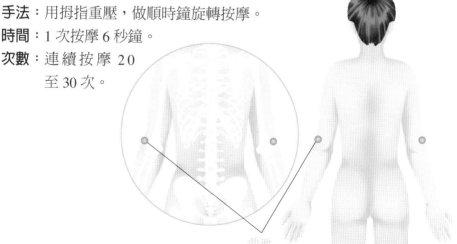

曲池

【穴位按摩】

腳部： 陽陵泉

位置： 曲膝，在膝蓋外側下方會按到一小圓凸骨，於此骨下方凹陷處，左右各一穴。

功效： 解除頸肩部疼痛緊繃之外，還有沿著頸神經出現疼痛等症狀。

手法： 用拇指重壓，做順時鐘旋轉按摩。

時間： 1 次按摩 6 秒鐘。

次數： 連續按摩 20 至 30 次。

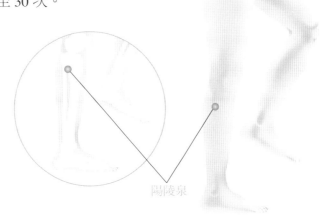

陽陵泉

【穴位按摩】

身體： 風池

位置： 將手放在後腦枕骨下方，會發現兩側大筋，剛好於凹陷處，左右各一穴。

功效： 抑制頸部僵硬、酸痛及肩膀或肩胛骨處的酸痛，引伸到手臂以及手指的麻痺。

手法： 雙手拇指同時做順時鐘旋轉按摩。

時間： 1 次按摩 6 秒鐘。

次數： 連續按摩 15 次。

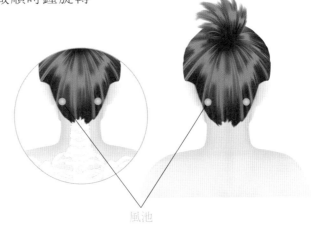

風池

059

【穴位按摩】

耳部： 頸

位置： 對耳輪近耳甲腔緣，將對耳輪起始
部的突起部至上、下腳起始部的突
起，分為六等分，此穴與下六分之
一點相平。左右耳各一穴。

功效： 治療頸肩部疼痛緊繃，
舒緩頭痛、頭暈等情況。

對耳輪體部

手法： 用拇指與食指扣住左右搓揉按壓。

時間： 1 次按揉 2 至 3 秒鐘。

次數： 反覆按摩 20 至 36 次。

頸椎

【飲食調理】

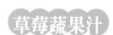   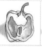

草莓蔬果汁

關鍵材料： 草莓 5 顆、荷蘭芹 1 根、甜椒半顆、胡蘿蔔 1/2 條、蜂蜜 1
匙

其他材料： 小黃瓜 1 條、礦泉水 200cc

作　法： 1.小黃瓜、荷蘭芹、甜椒、胡蘿蔔洗淨切丁；草莓洗淨去
蒂。

2.將步驟 1 的材料放入果汁機，加入礦泉水 200cc 打成
汁，濾渣後加入蜂蜜，即可飲用。

雷公根茶

關鍵材料： 雷公根 3g

其他材料： 羅勒 3g

作　法： 1.將雷公根、羅勒放入茶壺中。

2.將煮沸的熱水緩緩地倒入茶壺裡。

3.燜 3 至 5 分鐘後，使用濾茶網，倒入飲杯中即可。

改善頸椎椎間盤突出的藥方

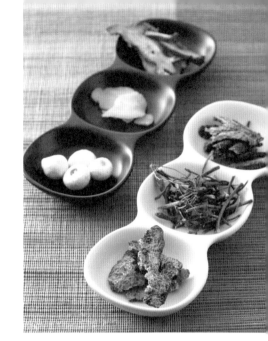

關鍵藥材： 黃芩2錢、法夏2錢、威靈仙2錢、羌活2錢、蒼朮2錢、製南星0.5錢

其他藥材： 白朮2錢、雲苓2錢、陳皮2錢、香附2錢、乾生薑1錢、甘草1錢

服　　法： 藥材以水500cc合煎成300cc，去渣飲汁。早晚飯後各一次溫服。

避服時段： 中午11點至下午2點

曲 醫師的叮嚀

生活習慣方面

- 雖然頸部運動時會感到疼痛，但還是要適時讓頸部活動，不用太快或用力，慢慢的後仰或側彎，增進頸椎關節功能。

飲食方面

- **草莓：** 可排除菸毒、改善頸部僵硬所引起的痛楚。
- **荷蘭芹：** 可增強抵抗力、預防感冒，適合糖尿病、高血壓者食用。
- **甜椒：** 對肩頸酸痛有改善的功效。若用於烹調時，勿煮太熟爛，否則維生素C成份會喪失掉。
- **胡蘿蔔：** 具有下氣補中，抗病毒之功效，對於增強關節是十分有益處的。
- **蜂蜜：** 可補中益氣、止痛，具有緩和頸肩酸痛、解毒潤燥的雙向功能。
- **雷公根：** 可提高血液循環、鎮靜心靈、改善肩頸僵硬、緩和頸椎關節疼痛。

頸 部

頸椎退化性關節炎

【症狀與成因】

隨著年齡增長，頸椎椎間盤的水分變少，軟骨的彈性也會變差，而軟骨附近的骨頭也因受到刺激而逐漸長出骨刺。長時間固定低著頭的姿勢，造成第四、五節頸椎長骨刺或椎間盤突出，是主要的原因，牙醫師、製鞋師傅及裁縫師等是高危險群。好發年齡層為五、六十歲，但因為使用電腦的普遍，年齡層已降至四十歲，甚至有高中生的病例出現。

出現落枕、手酸麻或頸部僵硬、轉動不順的情況，有可能是「頸椎退化性關節炎」的前兆。而長期不正確使用或外力傷害都是產生頸椎椎間盤病變的原因，關節炎也會導致椎間盤退化和骨刺增生，一旦壓迫神經，便會引起疼痛。最常見的是一開始只是間歇性的頸部酸痛，接著是頸部、手臂麻痛加劇、無力、下肢僵硬、協調障礙，如果不處理，甚至會癱瘓。

【穴位按摩】

手部： 合谷

位置： 手背第二掌骨食指根部後方，橈側緣中點處，左右各一穴。

功效： 強化關節機能，預防關節炎導致椎間盤退化和骨刺增生。

手法： 用拇指重壓，做順時鐘旋轉按摩。

時間： 1 次按摩 6 秒鐘。

次數： 連續按摩 20 至 30 次。

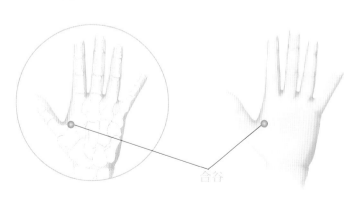

合谷

【穴位按摩】

腳部： 委中

位置：坐姿，將小腿伸直，於膝蓋正後方膝橫紋的中點處，左右各一穴。

功效：預防長期不正確的使用，或外力的傷害，而產生頸椎椎間盤病變的發生。

手法：用雙手的中指或食指重壓，做順時鐘旋轉按摩。

時間：1 次按摩 6 秒鐘。

次數：連續按摩 20 至 30 次。

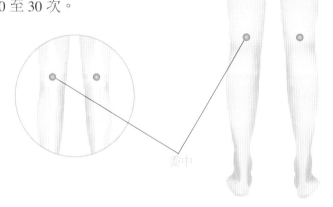

委中

【穴位按摩】

身體： 天柱

位置：低頭於後頭部入髮際尾指橫寬，中線旁開約二指幅橫寬處，左右各一穴。

功效：舒緩頸部、手臂麻痛而導致無力、下肢僵硬、協調障礙現象。

手法：用雙手的拇指輕壓，做順時鐘旋轉按摩。

時間：1 次按摩 6 秒鐘。

次數：連續按摩 15 次。

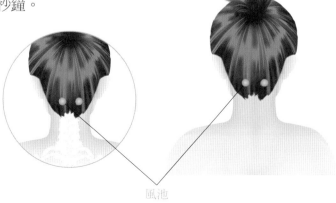

風池

063

【穴位按摩】

耳部： 枕

位置：對耳屏邊緣上三分之一外側面的軟
　　　骨邊緣處，左右耳殼各一穴。

功效：緩和關節的組織有發炎、退化、新
　　　陳代謝異常現象。

手法：用拇指與食指扣住左右搓揉按壓。

時間：1 次按揉 2 至 3 秒鐘。

次數：反覆按摩 20 至 36 次。

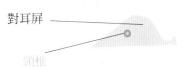

對耳屏

頸椎

【飲食調理】

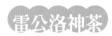

關鍵材料：草莓 5 顆、柳橙 1 顆、山藥 100g

其他材料：蘋果 1/2 個、礦泉水 200cc

作　　法：1.蘋果、山藥洗淨去皮。草莓洗淨去蒂。

　　　　　2.柳橙壓汁備用。

　　　　　3.將步驟 1 的材料放入果汁機，加入礦泉水 200cc 打成
　　　　　　汁，濾渣後加入柳澄汁，即可飲用。

雷公洛神茶

關鍵材料：雷公根 3g

其他材料：洛神花 3g

作　　法：1.將雷公根及洛神花放入茶壺中。

　　　　　2.將煮沸的熱水緩緩地倒入茶壺裡。

　　　　　3.燜 3 至 5 分鐘後，使用濾茶網，倒入飲杯中即可。

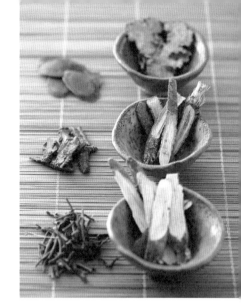

改善頸椎退化性關節炎的藥方

關鍵藥材：防風 3 錢、羌活 3 錢、人參 3 錢、
　　　　　　川芎 2.5 錢、威靈仙 2 錢、晉耆 2 錢

其他藥材：白朮 3 錢、附子 2 錢、白芍 2 錢、
　　　　　　當歸 2 錢、黑北仲 2 錢、熟地黃 2
　　　　　　錢、炙甘草 1 錢、生薑 1 錢

服　　法：藥材以水 500cc 合煎成 300cc，去
　　　　　　渣飲汁。早晚飯後各一次溫服。

避服時段：中午 11 點至下午 2 點

曲 醫 師 的 叮 嚀

生活習慣方面

- 年輕時就應該做些簡單的體操，或是肢體
  伸展運動來強化骨骼韌帶，以預防退化性
  關節炎提早出現。疼痛稍微減輕後，應慢
  慢增強關節周圍肌肉的力量及擴大運動的
  範圍，以恢復關節功能。另外，頸椎可以
  戴上頸圈支持頭部。

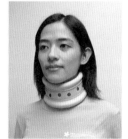

◆「頸圈」可以幫忙
支撐頭部

飲食方面

- **草莓**：可排除瘀毒、改善頸部僵硬所引起
  的痛楚。

- **柳橙**：可消除疲勞、改善肝機能、增強抵抗力、減輕退化性關節炎
  疼痛的現象。

- **山藥**：有降低血糖作用，也可以形成骨質，使骨質具彈性。有習慣
  性便秘者，不宜多吃。

- **雷公根**：可提高血液循環，改善肩頸僵硬、鎮靜心靈、強化關節機
  能、改善頸椎退化性關節炎的症狀。

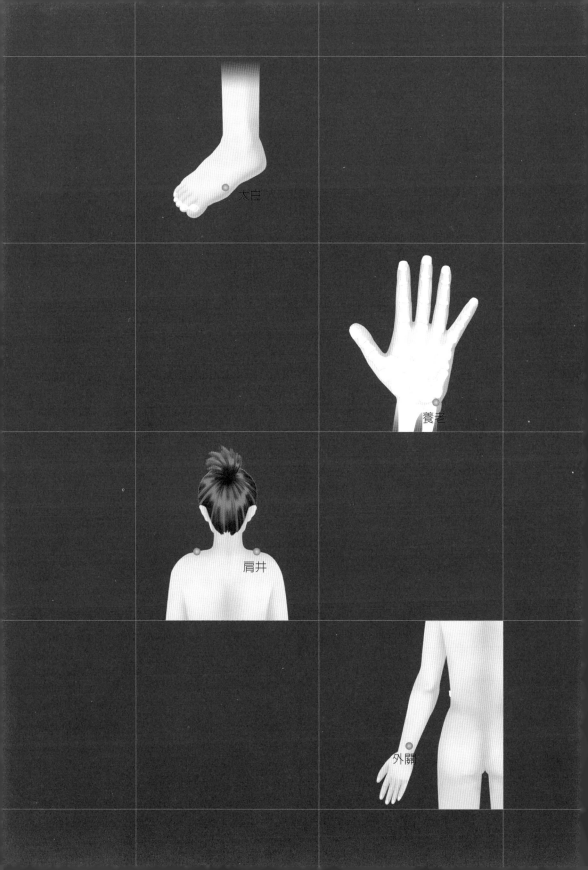

太白

養老

肩井

外關

肩及上臂

肩旋轉腱肌腱炎

【症狀與成因】

　　「肩旋轉肌腱炎」是相當常見的疾病，18 歲至 80 歲都有可能發生，尤其是常需要手臂活動的中年人最常發生。常見的症狀是突然肩膀發生疼痛，無法正常轉動，尤其是抬高或往後動作時有困難。晚上睡覺時，如果壓到肩膀，會痛到醒過來而難以入睡。肩膀疼痛加上肩關節活動困難常常會隨著時間越來越嚴重，若幾個月後仍無法回復正常，就可能是肩旋轉肌腱炎了。

　　為什麼會發生肩旋轉肌腱炎呢？最常見的原因有兩個：一個是上肢，尤其是肩膀過度使用，導致肩腱發炎；另一個是肩關節做了某個不常做的動作而導致肌腱拉傷，例如：伸手向後去拿東西或拉東西。

　　　有些病患因體質關係，當肩旋轉肌腱發炎後，會出現鈣化點，形成「鈣化性肌腱炎」。另外「肩峰骨刺」和「肩峰下滑膜囊炎」也會加重肩旋轉肌腱炎的症狀。當發炎更為嚴重時，肌腱會斷裂，使得上臂無法順利舉起，整個肩膀肌肉也可能因此萎縮。

【穴位按摩】

手部：　肩點

位置：手背食指掌關節凹窩處，左右各一穴。

功效：改善因肩膀過度使用而導致肩腱發炎的現象。

手法：以拇指及食指腹重壓，做順時鐘旋轉按摩。

時間：1 次按摩 6 秒鐘。

次數：連續按摩 20 至 30 次。

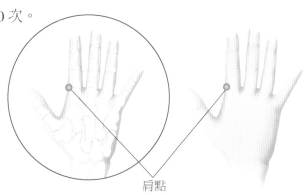

肩點

【穴位按摩】

足部： 太白

位置：第一腳趾根部關節後方的豐隆部後側，左右各一穴。

功效：緩和肩關節做了不常做的動作而使肌腱拉傷疼痛的問題。

手法：用雙手姆指相疊按壓，做順時鐘旋轉按摩。

時間：1 次按摩 6 秒鐘。

次數：連續按摩 20 至 30 次。

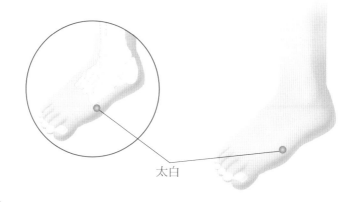

太白

【穴位按摩】

身體： 肩髃

位置：肩膀先端，將手臂朝正側方移動而形成凹陷處，左右各一穴。

功效：降低當肩旋轉腱肌腱發炎更為嚴重時，上臂無法舉起、肩膀肌肉萎縮的可能。

手法：抬手繞過前胸，在背部處，做順時針旋轉按摩。

時間：1 次按摩 6 秒鐘。

次數：連續按摩 15 次。

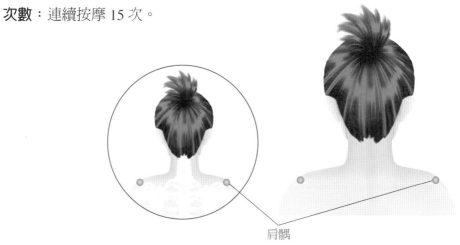

肩髃

【穴位按摩】

耳部： 腎上腺

位置：耳屏外側面（如果耳屏上
　　　結節不明，則位於耳屏外
　　　側面下二分一之處）。左
　　　右耳殼各一穴。

功效：增進體能，減少當肩旋轉
　　　腱肌腱發炎後有鈣化點出
　　　現的情形。

手法：用拇指與食指扣住左右搓
　　　揉按壓。

時間：1 次按揉 2 至 3 秒鐘。

次數：反覆按摩 20 至 36 次。

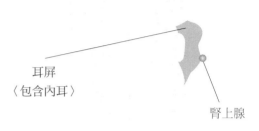

耳屏
〈包含內耳〉

腎上腺

【飲食調理】

甜椒舒活汁

關鍵材料：紅、黃甜椒各半個、高麗菜 1/5 顆、蜂蜜 1 匙

其他材料：蘋果 1 顆、小黃瓜 1 條、礦泉水 200cc

作　　法：1.紅、黃甜椒洗淨去籽切丁；蘋果削皮去籽切丁；高麗
　　　　　　菜、小黃瓜洗淨切丁。

　　　　　2.將步驟 1 的材料放入果汁機，加入 200cc 礦泉水打成
　　　　　　汁，濾渣後加入蜂蜜，即可飲用。

清爽香檸茶

關鍵材料：雷公根 3g 、並頭草 3g

其他材料：胡椒薄荷 3g

作　　法：1.將雷公根、並頭草及胡椒薄荷放入茶壺中。

　　　　　2.將煮沸的熱水緩緩地倒入茶壺裡。

　　　　　3.燜 3 至 5 分鐘後，使用濾茶網，倒入飲杯中即可。

改善肩旋轉腱肌腱炎的藥方

關鍵藥材：五靈脂 5 錢、山甲 3 錢、白芷 2
錢、玉桂 1 錢

其他藥材：澤蘭 5 錢、當歸 0.5 錢

服　　法：藥材以米酒水 500cc 合煎成
300cc，去渣飲汁。早晚飯後各
一次溫服。

避服時段：中午 11 點至下午 2 點

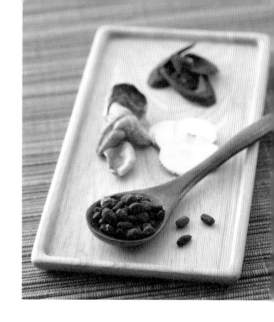

🎵 醫師的叮嚀

生活習慣方面

• 平時勿提拿過重的物品或是用力過度。若是上班族，也不要在高度
　過高的桌面上使用鍵盤或滑鼠。婆婆媽媽平常做家事時，也應注意
　一些小地方：如曬衣服時，曬衣架的高度應在兩眼水平高度。若是
　曬衣架太高，應使用曬衣竿幫忙，不要讓手高舉太久；最好不要長
　時間、持續性的工作，如擦窗戶、拖地等，重複同樣動作的工作應
　分數段時間完成。

飲食方面

• **甜椒**：對肩頸酸痛有改善的功效。若用於烹調時，勿煮太熟爛，否
　則維生素 C 成份會喪失掉。

• **高麗菜**：有助骨骼發育、除痛風、抑躁鬱，減輕頸部不適。

• **蜂蜜**：可補中益氣、止痛，具有緩和頸肩酸痛、解毒潤燥的雙向功
　能。

• **雷公根**：可提高血液循環、改善肩頸僵硬、鎮靜心靈，並能改善肩
　旋轉腱肌腱發炎的現象。

• **並頭草**：可強壯活化關節神經、舒緩頸肩部緊張及疼痛，亦能舒緩
　肩旋轉過度的使力而導致肩腱發炎現象。

肩及上臂
滑液囊炎

【症狀與成因】

　　滑液囊炎又叫「黏液囊炎」，特別容易發生在運動員身上。滑液囊位於骨頭與肌腱或骨頭與皮膚之間，當過度使用時，滑液囊與肌腱反覆的摩擦或外來的壓迫力會引起滑液囊發炎、腫脹，甚至滑液囊壁增厚，影響周圍的肌腱或組織的活動度。

　　人體各關節，如髖關節、肘關節、肩關節等都有滑液囊組織。棒球投手需大量使用肩關節，肩關節常需要360度旋轉，有時旋轉速度很快，肩關節負荷過重，加上控球姿勢絕對不能有偏差，肌肉更不可能放鬆，種種因素讓棒球投手成為滑液囊炎高危險群。除了棒球投手，游泳、籃球、網球等運動選手也特別容易罹患滑液囊炎。患者只要轉動肩關節到某一角度，就會產生疼痛。運動員在運動後最好熱敷常用的關節20至30分鐘，幫助血液循環，帶走代謝物質，有助降低罹患滑液囊炎的風險。

【穴位按摩】

手掌：　養老

位置：腕關節小指側的骨頭突出處，左右各一穴。

功效：改善急性肩關節發炎、肩膀灼熱感、肩膀僵硬現象。

手法：以食指指腹或指節向下按壓，並做圈狀按摩。

時間：1次按摩6秒鐘。

次數：連續按摩20至30次。

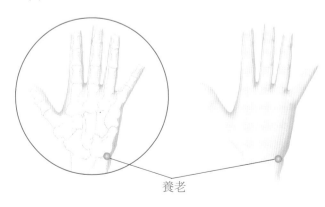

養老

【穴位按摩】

腳部：　豐隆

位置：膝蓋與外踝中點，小腿脛骨旁開一拇指寬處，左右各一穴。

功效：改善肩膀發炎疼痛、肩關節卡位感、肩膀無力現象。

手法：可採坐姿用拇指重壓，順時鐘旋轉按摩。

時間：1 次按摩 6 秒鐘。

次數：連續按摩 20 至 30 次。

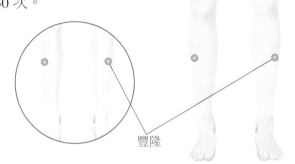

豐隆

【穴位按摩】

身體：　膏盲

位置：背部第四胸椎下方旁開 4 指幅寬處，左右各一穴。

功效：提升肩關節機能、改善肩膀肌肉無力與手臂酸痛現象。

手法：用雙手的中指或食指中壓，做順時鐘旋轉按摩。

時間：1 次按摩 6 秒鐘。

次數：連續按摩 15 次。

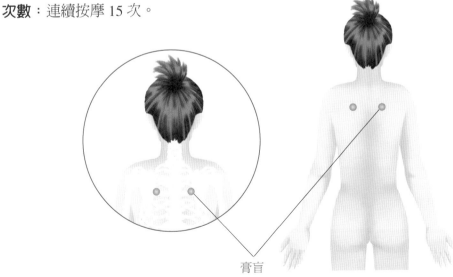

膏盲

【穴位按摩】

耳部： 神門

位置：三角窩處，對耳輪上、
下腳分叉處，偏對耳輪
上腳之下三分之一點。
左右耳殼各一穴。

功效：舒緩滑液囊炎嚴重時
產生沾黏，關節活動
受限制的情形。

手法：用拇指與食指扣住左右
搓揉按壓。

時間：1 次按揉 2 至 3 秒鐘。

次數：反覆按摩 20 至 36 次。

神門　　　　　　　　三角窩

【飲食調理】

甜椒蜜汁

關鍵材料：紅、黃甜椒各半個、胡蘿蔔 1/2 條、蜂蜜 2 匙

其他材料：牛蒡 1/3 條、礦泉水 200cc

作　法：1.紅、黃甜椒洗淨去籽切丁；胡蘿蔔洗淨切丁；牛蒡去皮
切小丁。

2.將步驟 1 的材料放入果汁機，加入 200cc 礦泉水打成
汁，濾渣後加入蜂蜜，即可飲用。

銀杏香橙茶

關鍵材料：銀杏 3g

其他材料：橙皮 3g

作　法：1.將銀杏、橙皮放入茶壺中。

2.將煮沸的熱水緩緩地倒入茶壺裡。

3.燜 3 至 5 分鐘後，使用濾茶網，倒入飲杯中即可。

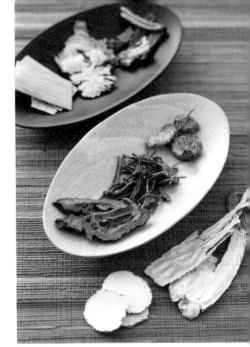

改善滑液囊炎的藥方

關鍵藥材：黃柏 3 錢、蒼朮 3 錢、當歸 3 錢、威靈仙 3 錢、宣木瓜 2 錢、白芷 2 錢、羌活 2 錢、川芎 1 錢

其他藥材：淮牛膝 3 錢、薏苡仁 3 錢、桂枝 3 錢、紅花 2 錢、全蟲 2 錢、漢防己 2 錢、半夏 2 錢、天南星 2 錢、甘草 1 錢

服　　法：藥材以水 500cc 合煎成 300cc，去渣飲汁。早晚飯後各一次溫服。

避服時段：中午 11 點至下午 2 點

曲醫師的叮嚀

生活習慣方面

- 平常運動時，像是投球、游泳、舉重等動作，抬肩超過 90°的動作次數不宜太多，以免造成滑液囊的壓迫。另外在運動後最好熱敷常用關節，熱敷 20 到 30 分鐘，可以幫助血液循環，帶走代謝物質，有助降低罹患滑液囊炎的風險。

飲食方面

- **甜椒**：對肩頸酸痛有改善的功效。若用於烹調時，勿煮太熟爛，否則維生素 C 成份會喪失掉。
- **胡蘿蔔**：具有下氣補中，抗病毒之功效，對於增強關節是十分有益處的。
- **蜂蜜**：可補中益氣、止痛，具有緩和頸肩酸痛、解毒潤燥的雙向功能。
- **銀杏**：可改善肩頸僵硬、疼痛、促進血液流通、改善無法左右轉動或偶發劇痛的情況。

滑液囊炎

肩及上臂
五十肩

【症狀與成因】

　　醫學上所指的「黏連性肩關節滑囊炎」就是俗稱的「五十肩」，多發生在五十歲左右。需長久維持同樣姿勢的人，像是打字人員、職業司機或工廠作業員等，都是好發族群。

　　五十肩最常有肩胛痛或肩關節運動障礙的現象，這是因肩關節周圍的數個軟組織，如肩膀肌腱、滑液囊、黏液囊、肌肉等，發生慢性退化病變或發炎。通常是因創傷（一些內外在傷害，如骨折、韌帶拉傷、扭傷等的處置不善，是日後引起五十肩病變常見的前因）或勞損（壓力過重、運動不足、精神過度疲勞、長期臥病在床等）所引起，而其他疾病，如腦中風、糖尿病、頸椎關節炎等所引發的後遺症也很常見。

　　夜間睡眠、氣候寒冷時最嚴重，還有可能影響到日常生活，如穿脫衣服、拿碗筷、梳洗等簡單的動作都沒辦法自己完成。患病初期頸部還能隨意回轉，嚴重時，雙手可能都無法舉起。

【穴位按摩】

腳部： 陽陵泉

位置：曲膝，在膝蓋外側下方會按到一小圓凸骨，於此骨下方凹陷處，左右各一穴。

功效：提升肩關節機能，改善肩關節周圍軟組織慢性退化或發炎的現象。

手法：用拇指重壓，做順時鐘旋轉按摩。

時間：1 次按摩 6 秒鐘。

次數：連續按摩 20 至 30 次。

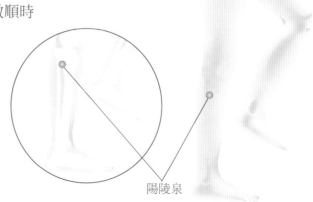

陽陵泉

【穴位按摩】

身體： 肩井

位置： 後頸底端與肩膀之中點，左右各一穴。

功效： 強化血液循環，減輕五十肩在肩膀活動時所帶來的疼痛感。

手法： 用食指重壓，做順時鐘旋轉按摩。

時間： 1 次按摩 6 秒鐘。

次數： 連續按摩 15 次。

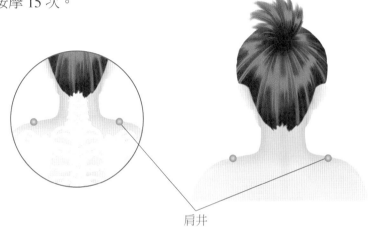

肩井

【穴位按摩】

身體： 巨骨

位置： 肩峰端與肩胛崗之間凹陷處，左右各一穴。

功效： 消除五十肩患者肩部酸痛感，改善肩膀劇烈疼痛。

手法： 抬手繞過前胸，在背部處，做順時針旋轉按摩。

時間： 1 次按摩 6 秒鐘。

次數： 連續按摩 15 次。

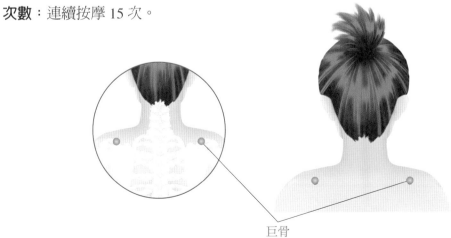

巨骨

【穴位按摩】

耳部： 肩

位置：將耳舟由平耳輪結節上緣至平耳甲
　　　腔最凹陷處分為四等分，此穴在由
　　　上向下數第三等分的中點耳舟部。
　　　左右耳殼各一穴。

功效：增加氣血的滋養，促進局部血液循
　　　環，使日常生活動作範圍能不受到
　　　限制。

手法：用拇指與食指扣住左右搓揉按壓。

時間：1 次按揉 2 至 3 秒鐘。

次數：反覆按摩 20 至 36 次。

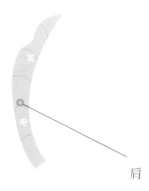

肩

【飲食調理】

甜椒蔬果汁

關鍵材料：紅、黃甜椒各半個、草莓 5 顆、桃子 1 粒、蜂蜜 2 匙

其他材料：礦泉水 200cc

作　　法：1.甜椒洗淨，切半去籽；草莓洗淨去蒂；桃子洗淨，切半
　　　　　　去核。

　　　　　2.將步驟 1 的材料放入果汁機中，加入礦泉水 200cc 打成
　　　　　　汁，濾渣後加入蜂蜜，即可飲用。

蕁麻香菊茶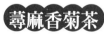

關鍵材料：蕁麻 3g 、菊花 3g

其他材料：洛神花 2g

作　　法：1.將蕁麻、菊花及洛神花放入茶壺中。

　　　　　2.將煮沸的熱水緩緩地倒入茶壺裡。

　　　　　3.燜 3 至 5 分鐘後，使用濾茶網，倒入飲杯中即可。

改善五十肩的藥方

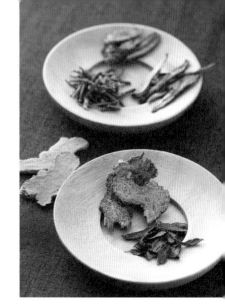

關鍵藥材：蒼朮 0.7 錢、白朮 0.5 錢、黃芩 0.5
錢、威靈仙 0.5 錢、羌活 0.5 錢、香附
0.5 錢

其他藥材：茯苓 0.5 錢、陳皮 0.5 錢、天南星 0.5
錢、半夏 1 錢、乾生薑 0.2 錢、甘草
0.2 錢

服　　法：藥材以水 500cc 合煎成 300cc，去渣
飲汁。早晚飯後各一次溫服。

避服時段：中午 11 點至下午 2 點

曲醫師的叮嚀

生活習慣方面

- 家庭主婦或上班族，可以做一些適當的肌力
訓練動作，像是肩膀的外展與外旋動作，減
緩肩膀酸痛；進行肩關節各種運動時，身體
要保持挺直，避免腰部過於活動，產生肩關
節過於牽動；有心臟病、高血壓患者要注意
心率、血壓的變化，不要刻意憋氣，以免使
血壓升高。

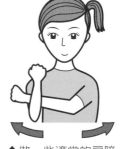

◆做一些適當的肩膀
運動，可以減少酸痛

飲食方面

- **甜椒**：對五十肩造成的肩頸酸痛有改善的功
效。若用於烹調時，勿煮太熟爛，否則維生
素 C 成份會喪失掉。
- **草莓**：可排除菸毒、改善頸部僵硬所引起的痛楚。
- **桃子**：有活血消積的功效，可改善五十肩造成氣血滯留的現象。
- **蜂蜜**：可補中益氣、止痛，具有緩和五十肩酸痛、解毒潤燥的雙向
功能。
- **蕁麻**：可促進血液循環、改善肩部疼痛漫延至膝關節髕骨軟骨引起
之關節炎症狀。
- **菊花**：能疏風、清熱、解除外感風熱引起的酸痛。

肩退化性肌腱炎

【症狀與成因】

　　造成肩痛的原因很多，例如肌肉風濕症、關節炎、頸神經根壓迫造成內臟疾病等。很多棒球投手、舉重選手、游泳選手，和健身房中偏好上股重量訓練的人，經常會出現肩膀疼痛的現象。

　　二十五歲以下的年輕人大多是肌腱發炎，但沒有結疤或其他變化。年紀大了以後，除了發炎，肌腱也會逐漸退化、增厚及纖維化(即結疤)，此時肩膀的肌腱如果過度的活動或超出負荷，就容易產生磨損及斷裂，因此，肌腱炎、肌腱退化及肌腱斷裂是四十歲以上的人肩痛最常見的原因之一。而肌腱斷裂後，肌力會變差，患者抬舉肩膀(尤其是外展、外旋)不僅困難，也可能會引起疼痛。肌腱炎或肌腱斷裂如果沒有妥善處理的話，久而久之，關節還會短縮、僵硬，形成「五十肩」。

【穴位按摩】

手部： 外關

位置：腕背橫紋上 3 指幅寬、兩骨之間，左右各一穴。

功效：提升肩膀韌帶機能，改善肩膀肌肉僵硬與酸痛現象。

手法：用拇指重壓，做順時鐘旋轉按摩。

時間：1 次按摩 6 秒鐘。

次數：連續按摩 20 至 30 次。

外關

【穴位按摩】

足部： 金門

位置：在外腳踝的正下方一拇指寬靠腳尖處，左右各一穴。

功效：加強循環系統，改善肩部、頸部的酸痛與麻痺感。

手法：用拇指指腹重壓，做順時鐘旋轉按摩。

時間： 1 次按摩 6 秒鐘。

次數：連續按摩 20 至 30 次。

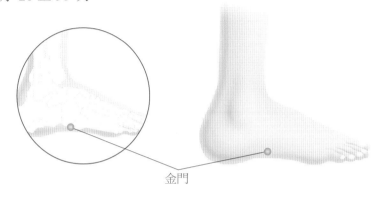

金門

【穴位按摩】

身體： 秉風

位置：天宗穴直上，肩胛上窩正中央，左右各一穴。

功效：消除因肩膀酸痛而造成的心浮、氣悶。

手法：抬手繞過前胸，在背部處做順時針旋轉按摩。

時間： 1 次按摩 6 秒鐘。

次數：連續按摩 15 次。

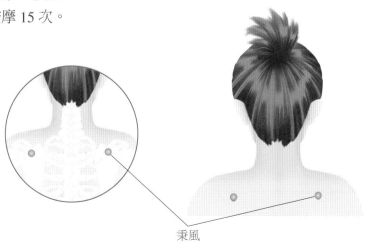

秉風

081

【穴位按摩】

耳部： 腎上腺

位置：耳屏外側面。（如果耳屏上結節不
明，則位於耳屏外側面下二分一之
處）。左右耳殼各一穴。

功效：增進肩關節機能，改善慢性退化病
變或發炎。

手法：用拇指與食指扣住左右搓揉按壓。

時間：1 次按揉 2 至 3 秒鐘。

次數：反覆按摩 20 至 36 次。

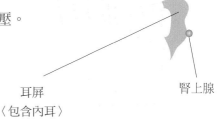

耳屏
〈包含內耳〉

腎上腺

【飲食調理】

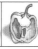

甜椒蓮葡汁

關鍵材料：紅、黃甜椒各半個、荷蘭芹 1 根、蓮藕 1 節、葡萄 10 顆、
蜂蜜 1 匙

其他材料：小黃瓜半條、礦泉水 200cc

作　　法：1.紅、黃甜椒洗淨去籽；荷蘭芹、蓮藕、小黃瓜洗淨切
丁；葡萄洗淨；

2.將步驟 1 的材料放入果汁機，加入 200cc 礦泉水打成
汁，濾渣後加入蜂蜜，即可飲用。

並頭甘甜茶

關鍵材料：並頭草 3g

其他材料：甘草 3g 、檸檬香蜂草 3g

作　　法：1.將並頭草、甘草及檸檬香蜂草放入茶壺中。

2.將煮沸的熱水緩緩地倒入茶壺裡。

3.燜 3 至 5 分鐘後，使用濾茶網，倒入飲杯中即可。

改善肩退化性肌腱炎的藥方

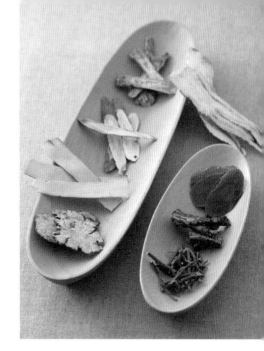

關鍵藥材：防風 3 錢、羌活 3 錢、人參 3 錢、川芎 2.5 錢、威靈仙 2 錢、當歸 2 錢、白芍 2 錢、晉耆 2 錢

其他藥材：白朮 3 錢、附子 2 錢、黑北仲 2 錢、熟地黃 2 錢、炙甘草 1 錢、生薑 1 錢

服　　法：藥材以水 5 0 0 c c 合煎成 300cc，去渣飲汁。早晚飯後各一次溫服。

避服時段：中午 11 點至下午 2 點

曲 醫師的叮嚀

生活習慣方面

- 需長時間高舉手臂的工作者，如老師、油漆工，應有適當休息。從事運動前，須先做好暖身運動，加強肌力與柔軟度。運動時，以不痛爲原則，可依個人情況做調整。患者可以站立於牆面前，將肩膀沿著牆面慢慢向上抬舉至最高點，讓身體逐漸接近牆面，維持數秒，讓肩膀仍有適度的運動。

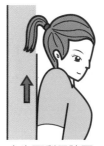

◆也可利用牆面，做一些適當的肩膀運動

飲食方面

- **甜椒**：對肩頸酸痛有改善的功效。若用於烹調時，勿煮太熟爛，否則維生素 C 成份會喪失掉。
- **荷蘭芹**：可增強抵抗力、預防感冒，適合糖尿病、高血壓者食用。
- **蓮藕**：生食可以補氣、益血、散瘀，及促進活化肩部肌肉機能。
- **葡萄**：可改善退化性關節炎造成的不適。但食用後一定要漱口，有些葡萄含有多種發酵糖類物質，易造成齲齒。
- **蜂蜜**：可補中益氣、止痛，具有緩和頸肩酸痛、解毒潤燥的雙向功能。
- **並頭草**：可強壯活化關節神經、舒緩神經痛。

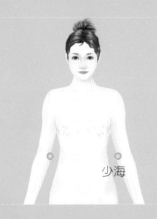

少海

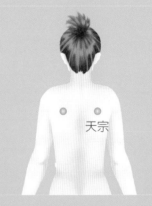

天宗

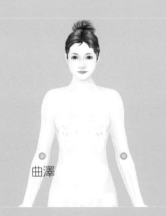

曲澤

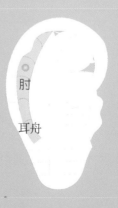

肘

耳舟

手肘
網球肘

【症狀與成因】

在臨床上「網球肘」又稱為「投手肘」或「家庭主婦肘」，而其正確疾病名稱為「肱骨外上髁炎」。

為什麼會被稱為「網球肘」？是因為網球選手在揮打反手拍的動作時，最容易誘發此種疾病的發生。除了網球選手，有同樣運動傷害的羽球選手和桌球選手、每天處理繁忙家事的家庭主婦、工作上長時間重覆塗抹動作的泥水工和油漆工等，也是高危險群。

網球肘主要是因手腕關節使用不當或是過度使用，使手腕關節伸直肌肉群接受牽扯的力量超過可承受的程度，導致肌腱發炎。罹患網球肘的患者，手肘外側，也就是肱骨外髁部位會有壓痛感，疼痛會進一步影響到前臂、下臂或手腕，當從事需前臂用力的動作時，會感到手臂酸重使不上力，以致於無法提重物，甚至連長時間寫字或端一杯水都會引起疼痛，嚴重時連用筷子夾飯菜都無法完成，手肘無法正常屈伸與施力，影響到日常生活作息。

【穴位按摩】

手部： 陽池

位置： 手背手腕橫紋的中心點，左右各一穴。

功效： 減輕過度使用手肘引起的疼痛現象。

手法： 一手握住腕關節，以大拇指指腹施力重壓，做順時鐘旋轉按摩。

時間： 1 次按摩 6 秒鐘。

次數： 連續按摩 20 至 30 次。

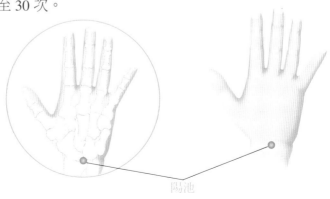

陽池

【穴位按摩】

手部： 合谷

位置：手背第二掌骨食指根部後方，橈側緣中點處，左右各一穴。

功效：舒緩手肘外側疼痛，當手腕用力就引發疼痛，甚至痛到連拳頭都無法握的情況。

手法：用拇指重壓，做順時鐘旋轉按摩。

時間： 1 次按摩 6 秒鐘。

次數：連續按摩 20 至 30 次。

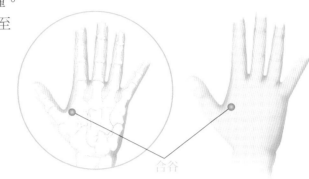

合谷

【穴位按摩】

手部： 少海

位置：手肘內側彎曲時，產生橫紋靠小指側邊處，左右各一穴。

功效：減輕運動過度引起的手肘疼痛。

手法：用拇指重壓，做順時鐘旋轉按摩。

時間： 1 次按摩 6 秒鐘。

次數：連續按摩 20 至 30 次。

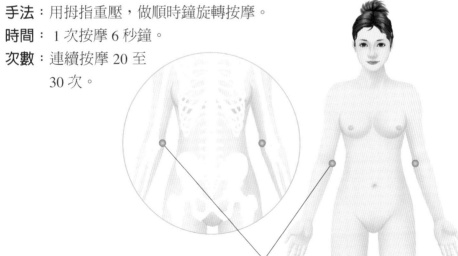

少海

【穴位按摩】

腳部：　**陽陵泉**

位置：曲膝，在膝蓋外側下方會按到一小圓凸骨，於此骨下方凹陷處，
　　　左右各一穴。

功效：刺激血液循環，消除手肘外側的肌鍵會出現勞損、疼痛情形。

手法：用拇指重壓，做順時鐘旋轉按摩。

時間：1 次按摩 6 秒鐘。

次數：連續按摩 20 至
　　　30 次。

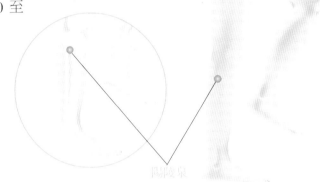

陽陵泉

【飲食調理】

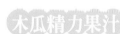 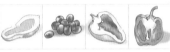

關鍵材料：木瓜半顆、葡萄 10 顆、青椒半顆、紅椒半顆

其他材料：礦泉水 200cc

作　　法：1.木瓜洗淨去外皮及籽，切小塊；青椒、紅椒洗淨切丁；
　　　　　葡萄洗淨。

　　　　　2.將所有材料放入果汁機中打成汁，即可飲用。

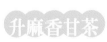

關鍵材料：黑升麻 3g

其他材料：洋甘菊 3g 、甘草 3g

作　　法：1.將黑升麻、洋甘菊、甘草放入茶壺中。

　　　　　2.將煮沸的熱水緩緩地倒入茶壺裡。

　　　　　3.燜 3 至 5 分鐘後，使用濾茶網，倒入飲杯中即可。

改善網球肘的藥方

關鍵藥材：製南星 1.5 錢、黃芩 2 錢、威靈
仙 2 錢、羌活 2 錢、牛膝 1.5
錢、川斷 1.5 錢

其他藥材：雲苓 2 錢、陳皮 2 錢、香附 2
錢、蒼朮 2 錢、白朮 2 錢、法夏
2 錢、乾生薑 1 錢、甘草 1 錢

服　　法：藥材以水 5 0 0 c c 合煎成
300cc，去渣飲汁。早晚飯後各
一次溫服。

避服時段：中午 11 點至下午 2 點

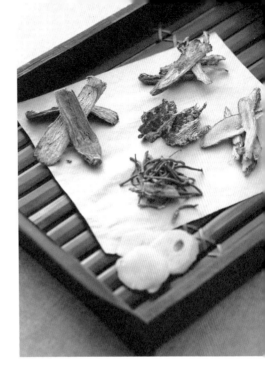

曲 醫師的叮嚀

生活習慣方面

- 不論是做什麼樣的事，例如搬東西，或是工作，只要感覺到手肘部
位有酸酸的感覺時，一定要馬上休息，手腕稍微活動活動再繼續。
- 運動員應確實做好手肘、手腕暖身操，每次練習 1 小時，便應休息
10 分鐘，讓手肘、手臂有適當休息。

飲食方面

- **木瓜**：有解熱、散瘀的功能，能改善肘關節炎症狀。
- **葡萄**：可改善退化性關節炎造成的不適。但食用後一定要漱口，有
些葡萄含有多種發酵糖類物質，易造成齲齒。
- **青椒**：可防止動脈硬化、消除網球肘造成的不適感。
- **紅椒**：對肩頸酸痛有改善的功效。若用於烹調時，勿煮太熟爛，否
則維生素 C 成份會喪失掉。
- **黑升麻**：具有鎮痙、鎮定疼痛的作用，可有效緩解筋肉與神經的疼
痛。對於風濕、氣管疾病都有不錯的療效。

手 肘

高爾夫球肘

【症狀與成因】

「高爾夫球肘」受傷的機轉與「網球肘」類似，因為好發於從事高爾夫球的運動族群而得名。不同於「網球肘」的疼痛點在手肘外側，「高爾夫球肘」起因於肱骨的內側發生扭傷或裂傷，正式的疾病名稱為「肱骨內上髁炎」。

打高爾夫球時若打到地面上（挖地瓜），會使疼痛加劇，這是其典型的症狀。一般認為，高爾夫球肘的發生與不正確的運動技巧有關，通常是腕部反覆彎曲、不斷重覆或過度使用、拉傷、腕部穩定度不足、慢性發炎等。

臨床上，並非只有高爾夫球運動選手容易發生「高爾夫球肘」；從事搬運重物的作業員、甚至從來沒有打球習慣的家庭主婦，也有發生高爾夫球肘的可能性。患者通常抱怨手肘內側疼痛，嚴重的時候會影響到肘關節動作，甚至無法提取物品。

【穴位按摩】

手部： 曲澤

位置： 手掌朝上、彎曲手肘時，出現在手肘中央之硬結肌肉，靠小指側的橫紋上方，左右各一穴。

功效： 緩和手臂無法高舉的肩胛骨痛或上臂神經痛。

手法： 用中指或食指重壓，做順時鐘旋轉按摩。

時間： 1 次按摩 6 秒鐘。

次數： 連續按摩 20 至 30 次。

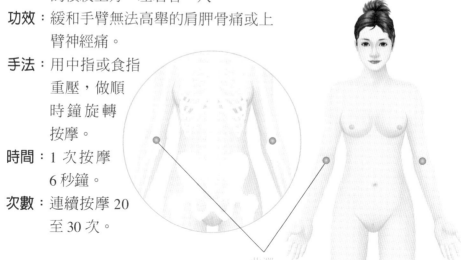

曲澤

【穴位按摩】

腳部： 然谷

位置：內腳踝前方下面的腳底心處，左右各一穴。

功效：改善長期或過度使用肌腱造成的損傷現象。

手法：用拇指重壓，做順時鐘旋轉按摩。

時間：1 次按摩 6 秒鐘。

次數：連續按摩 20 至 30 次。

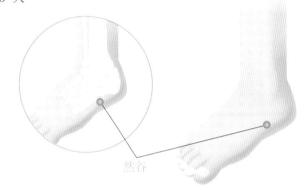

然谷

【穴位按摩】

身體： 天宗

位置：背側的穴道。大約在肩胛骨的中央，加以壓迫會使上臂小指側疼痛的部位，左右各一穴。

功效：舒緩運動過度傷害引起的關節疼痛。

手法：抬手繞過前胸，在背部處，做順時針旋轉按摩。

時間：1 次按摩 6 秒鐘。

次數：連續按摩 15 次。

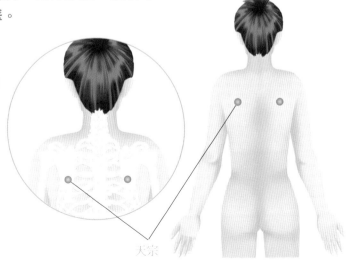

天宗

091

【穴位按摩】

耳部： 肘

位置：耳舟上段，將耳舟由平耳輪結節上
　　　緣至平耳甲腔最凹陷處分為四等
　　　分，此穴在由上向下第二等分中點
　　　下方的耳舟部。左右耳殼各一穴。

功效：改善屈伸關節時肘關節內側疼痛，
　　　減輕局部酸痛無力現象。

手法：用拇指與食指扣住左右搓揉按壓。

時間：1 次按揉 2 至 3 秒鐘。

次數：反覆按摩 20 至 36 次。

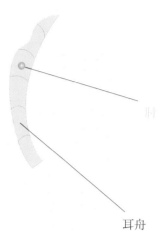

耳舟

【飲食調理】

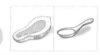
木瓜舒活汁

關鍵材料：木瓜半顆、蜂蜜 2 匙

其他材料：優格 150cc 、礦泉水 150cc

作　　法：1.木瓜洗淨去皮、去籽，切小塊。

　　　　　2.將木瓜、優格、礦泉水放入果汁機中打成汁，濾渣後加
　　　　　　入蜂蜜，即可飲用。

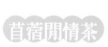
苜蓿開情茶

關鍵材料：紫花苜蓿 3g

其他材料：薰衣草 3g

作　　法：1.將紫花苜蓿、薰衣草放入茶壺中。

　　　　　2.將煮沸的熱水緩緩地倒入茶壺裡。

　　　　　3.燜 3 至 5 分鐘後，使用濾茶網，倒入飲杯中即可。

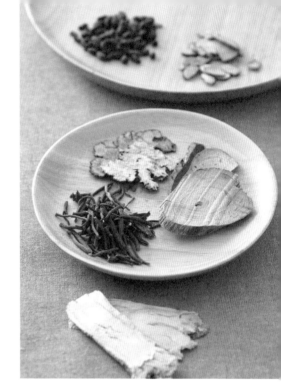

改善高爾夫球肘的藥方

關鍵藥材：烏藥 3 錢、五靈脂 2 錢、川芎 1.5 錢、桔梗 1.5 錢、威靈仙 2 錢、宜梧 3 錢

其他藥材：橘紅 3 錢、白芷 1.5 錢、枳殼 1.5 錢、甘草 1 錢、生薑 1 錢

服　　法：藥材以水 500cc 合煎成 300cc，去渣飲汁。早晚飯後各一次溫服。

避服時段：中午 11 點至下午 2 點

曲 醫師的叮嚀

生活習慣方面

- 家庭主婦買菜時應用推車籃，減少手提。拖地時，膝蓋稍彎，要用腰和腿的力量來帶動手臂、肩膀，不宜只用手臂或手肘的力量。
- 運動前務必做前臂伸展運動，如果運動後手肘出現疼痛的現象，請在疼痛部位施以冰敷十五分鐘或準備一個網球或是有彈性的塑膠球，每天用手指捏掐五分鐘。

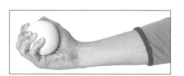

◆可以準備一個網球或是有彈性的塑膠球，每天練習

飲食方面

- **木瓜**：有解熱、散瘀的功能，可改善肘關節炎出現疼痛的現象。
- **蜂蜜**：可補中益氣、止痛，具有緩和頸肩酸痛、解毒潤燥的雙向功能。
- **紫花苜蓿**：具有抗發炎、鎮靜神經、緩和關節退化的作用。

手肘
肘關節炎

【症狀與成因】

此處的關節炎常與外傷(骨折、脫臼)或先天性結構異常有關。而以退化性關節炎最多,且肘關節的退化常與肌腱炎、滑液囊炎同時存在。

囊的意思是「袋子」,充滿液體的囊看起像個小袋子,墊在關節的各個部位。它的作用就像褥墊(通常圍在軟組織和骨頭突起處),但假如關節受到不正常的壓迫,它會轉成發炎。最常發生的原因是過度使用、長時間壓迫、或者是摔跤造成手肘處的外傷。此時囊中會裝滿比平時還多的液體,而引起疼痛。一般型式的滑液囊炎就是所謂的「管家的膝蓋」和「學生的手肘」,都是因為倚靠在關節上太久,或是關節承受太重造成的。常見症狀是會感覺肘部腫脹,關節活動時疼痛會加重,休息與熱敷後,症狀則會改善,隨著關節活動度變差,肘功能也會受到影響,而使操作電腦、手持杯子、扭轉門把等動作均出現困難。

【穴位按摩】

手部: 內關

位置: 手腕內側兩筋之間,腕橫紋中點上方三指幅橫寬,左右各一穴。

功效: 減輕手臂緊張的疼痛,增進手臂能力。

手法: 用拇指重壓,做順時鐘旋轉按摩。

時間: 1 次按摩 6 秒鐘。

次數: 連續按摩 20 至 30 次。

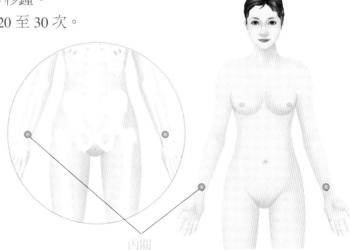

內關

【穴位按摩】

腳部： 陽陵泉

位置： 曲膝，在膝蓋外側下方會按到一小圓凸骨，於此骨下方凹陷處，左右各一穴。

功效： 改善關節的組織有發炎、退化、新陳代謝異常以及免疫機能異常現象。

手法： 用拇指重壓，做順時鐘旋轉按摩。

時間： 1 次按摩 6 秒鐘。

次數： 連續按 20 至 30 次。

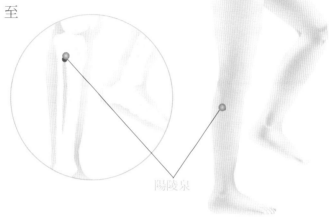

陽陵泉

【穴位按摩】

身體： 風府

位置： 後腦勺中央髮際附近，上取 1 拇指寬處。

功效： 加強關節機能，使肘關節炎患者不至發生病變。

手法： 用拇指輕壓，做順時鐘旋轉按摩。

時間： 1 次按摩 6 秒鐘。

次數： 連續按摩 15 次。

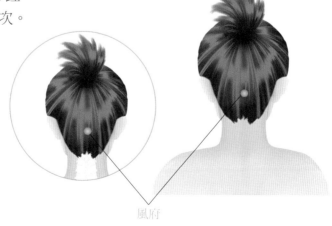

風府

095

【穴位按摩】

耳部： 肘

位置：耳舟上段，將耳舟由平耳輪
　　　結節上緣至平耳甲腔最凹陷
　　　處分為四等分，此穴在由上
　　　向下第二等分中點下方的耳
　　　舟部。左右耳殼各一穴。

功效：減輕因肘關節炎所帶來種種
　　　的不適感。

手法：用拇指輕壓，做順時鐘旋轉
　　　按摩。

時間：1 次按揉 2 至 3 秒鐘。

次數：反覆按摩 20 至 36 次。

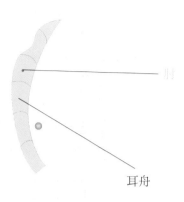

肘

耳舟

【飲食調理】

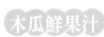 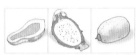

關鍵材料：木瓜半顆、火龍果半顆、奇異果 1 顆

其他材料：優格 150cc 、礦泉水 150cc

作　　法：1.木瓜洗淨去皮、去籽，切小塊；火龍果、奇異果洗淨去
　　　　　　皮，切小塊。
　　　　　2.將所有材料放入果汁機中打成汁，即可飲用。

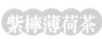

關鍵材料：紫花苜蓿 3g 、檸檬馬鞭草 3g

其他材料：胡椒薄荷 3g

作　　法：1.將紫花苜蓿、檸檬馬鞭草及胡椒薄荷放入茶壺中。
　　　　　2.將煮沸的熱水緩緩地倒入茶壺裡。
　　　　　3.燜 3 至 5 分鐘後，使用濾茶網，倒入飲杯中即可。

改善肘關節炎的藥方

關鍵藥材：黃芩 2 錢、知母 2 錢、茵陳蒿 2 錢、苦參 2 錢

其他藥材：葛根 2 錢、蒼朮 2 錢、白朮 2 錢、澤瀉 2 錢、當歸 2 錢、防風 2 錢、羌活 2 錢、升麻各 2 錢，甘草 0.6 錢

服　　法：藥材以水 500cc 合煎成 300cc，去渣飲汁。早晚飯後各一次溫服。

避服時段：中午 11 點至下午 2 點

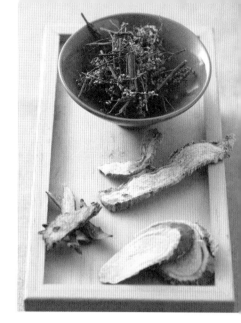

曲 醫師的叮嚀

生活習慣方面

* 提重物時，儘量使用大關節做支撐，而且把重量分散在幾個關節。如腕、肘、肩關節，而且最好愈靠近胸部愈好，充分運用上臂及上半身的整體力量。如果開笨重的玻璃門，儘量不要用手臂推開，而是用身體去擋開。

* 平日工作或運動時，必要時可配戴手肘護具。也可以做些肌力訓練的動作，像是手握裝水的寶特瓶，坐於桌旁，將手肘及手臂置於桌面，做旋前及旋後的動作。

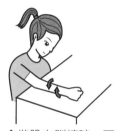

◆做肌力訓練時，可以先從空手開始，一段時間後，再試著手握寶特瓶

飲食方面

* **木瓜**：有解熱、散瘀的功能，可改善肘關節炎出現疼痛的現象。

* **火龍果**：清熱涼血、可堅固骨骼強化肘關節，性涼，體質虛寒者不宜多食。

* **奇異果**：可舒緩肘關節炎的症狀；但因性寒，脾胃虛寒而常腹瀉者不可多食。

* **紫花苜蓿**：具有抗發炎、鎮靜神經、緩和關節退化的作用。

* **檸檬馬鞭草**：可以鎮定神經、放鬆肌肉與關節，也可強化腸胃功能。

手肘

肘隧道症候群

【症狀與成因】

　　肘隧道症候群又稱「尺神經壓迫症」、「延遲性尺神經麻痺」或「尺神經炎」。它是上肢僅次於腕隧道症候群常見的神經壓迫症之一。尺神經可能被壓迫的位置，由肘關節以上 10 公分，到肘關節以下 5 公分，而最可能的位置是在當尺神經通過肱骨內上髁後面的溝道，也就是所謂的肘隧道。

　　直接的撞擊可以引發急性尺神經發炎，慢性的尺神經壓迫大多數是由於長期以肘關節做倚靠的動作而導致神經受損，或由於工作的緣故需要長時間的將肘關節維持在屈曲的位置。此外，骨折之後長出來的骨刺，或受傷之後的疤痕組織都可能會壓迫到尺神經。

　　症狀的輕重視壓迫的時間長短與嚴重度而有所不同，早期的症狀是小指與無名指的麻痺、刺痛，及肘關節內側的酸痛。麻痺的感覺可以向上放射至肩膀或頸部。手掌的內在肌肉可能會萎縮無力，如果症狀持續很久則可能會影響到日常的活動，如打開罐子或轉動鑰匙會有困難。

【穴位按摩】

手部： 少府

位置：手掌的第四掌骨與第五掌骨之間，左右各一穴。

功效：舒緩運動過度傷害引起的關節疼痛。

手法：用拇指重壓，做順時鐘旋轉按摩。

時間：1 次按摩 6 秒鐘。

次數：連續按 20 至 30 次。

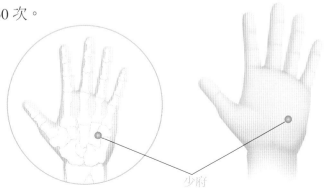

少府

【穴位按摩】

手部： 曲澤

位置： 手掌朝上、彎曲手肘時，出現在手肘中央之硬結肌肉，靠小指側的橫紋上方，左右各一穴。

功效： 改善肘關節維持在屈曲位置，避免神經的受損情形。

手法： 用中指或食指重壓，做順時鐘旋轉按摩。

時間： 1 次按摩 6 秒鐘。

次數： 連續按 20 至 30 次。

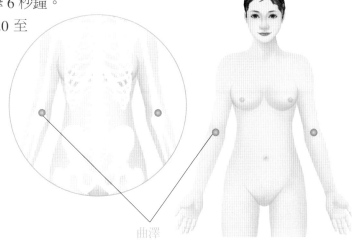

曲澤

【穴位按摩】

腳部： 陰谷

位置： 曲膝，在膝蓋內側橫紋頂端凹陷處，左右各一穴。

功效： 刺激血液循環，改善手臂麻痺的現象。

手法： 用拇指重壓，做順時鐘旋轉按摩。

時間： 1 次按摩 6 秒鐘。

次數： 連續按 20 至 30 次。

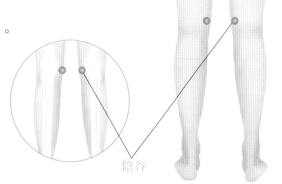

陰谷

【穴位按摩】

身體：　大椎

位置：低頭時於頸背之間，會觸摸到最凸起的第七頸椎，於該椎下方凹
　　　　陷處。

功效：舒緩過度使用手肘引起的神經麻痺疼痛。

手法：用雙手的中指指壓，做順時鐘旋轉按摩。

時間：1 次按摩 6 秒鐘。

次數：連續按摩 15 次。

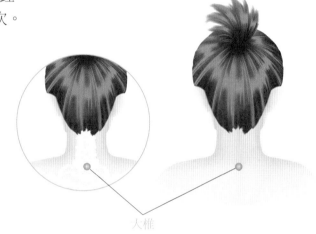

大椎

【飲食調理】

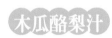　

關鍵材料：木瓜半顆、酪梨半顆

其他材料：優格 150cc 、礦泉水 150cc

作　　法：1.木瓜、酪梨洗淨去皮、去籽，切小塊。

　　　　　2.加入優格、礦泉水放入果汁機中打成汁，即可飲用。

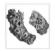

關鍵材料：黑升麻 3g

其他材料：茉莉花 3g

作　　法：1.將黑升麻、茉莉花放入茶壺中。

　　　　　2.將煮沸的熱水緩緩地倒入茶壺裡。

　　　　　3.燜 3 至 5 分鐘後，使用濾茶網，倒入飲杯中即可。

改善肘隧道症候群的藥方

關鍵藥材：五靈脂 3 錢、當歸 2 錢、羌活 2 錢、赤芍 2 錢、薑黃 2 錢、紅花 1 錢

其他藥材：牛膝 3 錢、黃耆 2 錢、防風 2 錢、桃仁 2 錢、香附 2 錢、甘草 1 錢、地龍 2 錢、生薑 1 錢、大棗 1 錢

服　　法：藥材以水 5 0 0 c c 合煎成 300cc，去渣飲汁。早晚飯後各一次溫服。

避服時段：中午 11 至下午 2 點

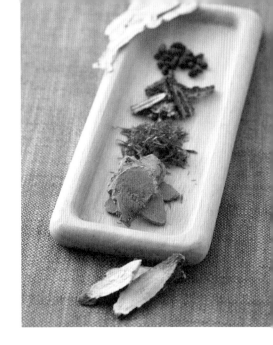

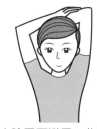

曲 醫 師 的 叮 嚀

生活習慣方面

- 姿勢不當即可能引發肘隧道症候群，應避免午睡時將手肘當作枕頭，或是要避免肘部的大量重複運動，以及培養正確的使用手肘的觀念。
- 如果有需要必須大量使用手肘的話，則要有足夠的休息以及防護裝備，如護肘或軟墊。
- 避免一些不良的習慣，如講電話的時候用手肘靠著桌子、開車或坐車的時候將手肘靠在窗框或門上，或是打麻將時手肘長時間的緊靠桌沿。每天要做足夠的肘部伸展運動。

◆除了要避免一些不好的習慣，也要常做肘部伸展運動

飲食方面

- **木瓜**：有解熱、散瘀的功能，能幫助改善肘關節炎症狀。
- **酪梨**：含豐富的蛋白質，可預防皮膚提早老化，豐富的維他命 E，能防止肘隧道症候群造成的動脈硬化和身體老化。
- **黑升麻**：具有鎮痙、鎮定疼痛的作用，可有效緩解筋肉與神經的疼痛。對於風濕、氣管疾病都有不錯的療效。

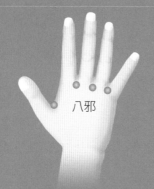

八邪

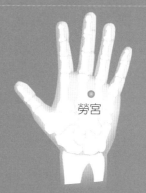

勞宮

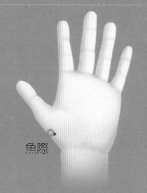

魚際

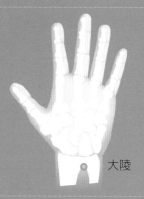

大陵

［第 **6** 章］

改善「手腕及手指」關節酸痛

● **媽媽手**
  手部穴位：陽谿　　手部穴位：陽池　　手部穴位：八邪　　耳部穴位：指

● **板機指**
  手部穴位：勞宮　　手部穴位：曲池　　手部穴位：尺澤　　耳部穴位：指

● **腱鞘囊腫**
  手部穴位：魚際　　手部穴位：內關　　手部穴位：手三里　耳部穴位：腕

● **腕隧道症候群**
  手部穴位：合谷　　手部穴位：大陵　　手部穴位：曲澤　　身體穴位：陶道

手腕及手指
媽媽手

【症狀與成因】

所謂「媽媽手」，醫學上稱為「狹窄性肌腱滑膜炎」。典型症狀是手腕在大拇指側疼痛，有時會延伸到手臂，早上起床時較為嚴重，常伴隨有局部腫脹、緊繃，甚至卡住的感覺。由於疼痛，患者往往覺得手部無法用力，尤其是扭毛巾、寫字等使用到大拇指力量的活動，會有很大困難。

由於手腕部位有橈骨凸起，因此媽媽手患者誤以為是骨頭出了毛病，其實是肌腱出了問題。在大拇指側邊靠近手腕的部位，可以看見肌腱自大拇指側面延伸而下，這裡包含外展拇長肌以及伸側拇短肌的肌腱。當拇指的張握動作重複太多，局部肌腱與外包的腱鞘滑膜反覆磨擦，加上施力超過生理負荷，會導致腱鞘滑膜及支持帶出現肥厚性變化，壓迫局部的肌腱，使得肌腱滑動不順，嚴重時更會有沾黏的症狀。雖然大部分發生在初次當媽媽的人身上，但不分男女，只要使用不當使肌腱發炎，就會得到。

【穴位按摩】

手部： 陽谿

位置：手腕拇指側，2 根筋骨肉之間凹陷處，左右各一穴。

功效：加強循環系統，改善手部、頸部的酸痛與麻痺。

手法：用拇指指腹或指節向下按壓做順時鐘按摩。

時間：1 次按摩 6 秒鐘。

次數：連續按摩 20 至 30 次。

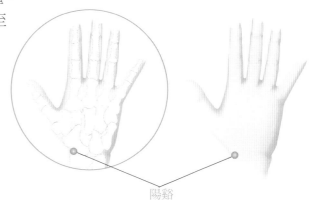

陽谿

【穴位按摩】

手部： 陽池

位置：手背手腕橫紋的中心點，左右各一穴。

功效：改善因疼痛及腫脹，使拇指及腕部活動受限的情形。

手法：一手握住腕關節，以拇指指腹施力重壓，做順時鐘旋轉按摩。

時間：1 次按摩 6 秒鐘。

次數：連續按摩 20 至 30 次。

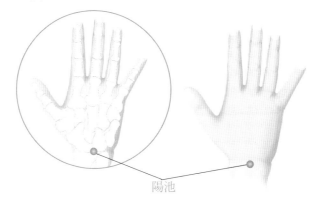

陽池

【穴位按摩】

手部： 八邪

位置：在手五指根部指縫間，左右各四穴，合計八穴稱之。

功效：舒緩媽媽手患者當扭轉腕部或手部用力工作時疼痛加劇的症狀。

手法：用拇指與食指扣住重壓，做順時鐘旋轉按摩。

時間：1 次按摩 6 秒鐘。

次數：連續按摩 20 至 30 次。

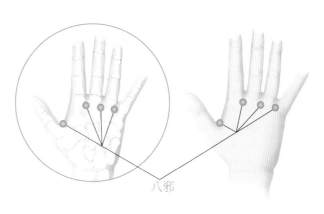

八邪

105

【穴位按摩】

耳部： 指

位置：耳舟上段，與耳輪結節上緣
　　　相平處。左右耳殼各一穴。

功效：強化氣血運行，改善局部疼
　　　痛及腫脹。

手法：用拇指與食指扣住左右搓揉
　　　按壓。

時間：1 次按揉 2 至 3 秒鐘。

次數：反覆按摩 20 至 36 次。

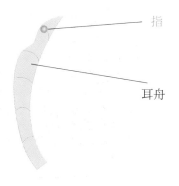

指

耳舟

【飲食調理】

高麗菜舒活汁

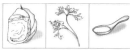

關鍵材料：高麗菜 1/6 顆、荷蘭芹 1 根、蜂蜜 1 匙

其他材料：蘋果 1 顆、礦泉水 200cc

作　　法：1.高麗菜、荷蘭芹洗淨切塊；蘋果洗淨去皮去籽、切丁。

　　　　　2.將步驟 1 的材料放入果汁機，加入 200cc 礦泉水打成
　　　　　　汁，濾渣後加入蜂蜜，即可飲用。

牛蒡根茶

關鍵材料：牛蒡根 3g

其他材料：百里香 3g

作　　法：1.將牛蒡根、百里香放入茶壺中。

　　　　　2.將煮沸的熱水緩緩地倒入茶壺裡。

　　　　　3.燜 3 至 5 分鐘後，使用濾茶網，倒入飲杯中即可。

改善媽媽手的藥方

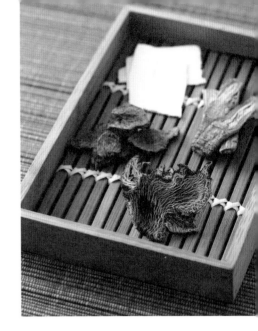

關鍵藥材：升麻 2 錢、防風 2 錢、葛根 2 錢、蒼朮 2 錢

其他藥材：當歸 2 錢、羌活 2 錢、茵陳蒿 2 錢、苦參 2 錢、豬苓 2 錢、人參 2 錢、黃芩 2 錢、知母 2 錢、甘草 0.6 錢

服　　法：藥材以水 500cc 合煎成 300cc，去渣飲汁。早晚飯後各一次溫服。

避服時段：中午 11 點至下午 2 點

曲　醫師的叮嚀

生活習慣方面

- 媽媽抱孩子的手勢要避免過度手腕彎曲及用虎口出力，應盡量將受力分散平均，可使用靠墊協或背帶，減輕手的負擔。
- 平時可以做一些簡單的按摩，例如輕輕地對拇指處的肌腱，作橫向按摩搓揉的動作，每次做 20 次左右；或是用手握住某圓柱形物體，然後上下提放，以強化手肘肌肉及掌部肌腱。

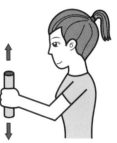

◆也可手握小寶特瓶或輕量的啞鈴做練習，但要小心不要掉落砸傷腳

飲食方面

- **高麗菜**：有助骨骼發育、除痛風、抑躁鬱，減輕媽媽手造成的不適。
- **荷蘭芹**：可增強抵抗力、預防感冒，適合糖尿病、高血壓者食用。
- **蜂蜜**：可補中益氣、止痛，具有緩和頸肩酸痛、解毒潤燥的雙向功能。
- **牛蒡根**：改善手部過度使力後手指疼痛無力的現象。

手腕及手指
板機指

【症狀與成因】

「板機指」通常是因屈曲腱鞘的第一個環狀帶狹窄所造成。典型症狀是手指疼痛及近位指節間關節之伸直困難，強力將指頭拉直或屈曲會產生劇痛。

由於肌腱正常滑動的功能受阻，所以會有卡住的情形，有的患者必須用另一手才能將卡住的肌腱拉直，拉直到一定程度便會突然放鬆，其情形類似手槍之板機，所以稱做「板機指」。

板機指的發生原因，包括：急性受傷、因從事工作或運動反覆輕微之創傷、腫瘤、感染發炎、痛風、類風濕性關節炎或代謝性的障礙。有時是特發性的，也就是原因不明的。通常發生在中年的婦女，也常常合併媽媽手或是腕隧道症候群一起出現。大約三分之二的病人會合併其他之狹窄性肌腱滑膜炎，有時也會同時有兩、三指發生，百分之二十五會兩隻手同時發生。

【穴位按摩】

手部： 勞宮

位置： 掌心第三掌骨間隙中點、屈指握拳時中指尖處，左右各一穴。

功效： 改善板機指造成手指疼痛及近位指節間關節伸直困難的情形。

手法： 用拇指指腹重壓，做順時鐘旋轉按摩。

時間： 1 次按摩 6 秒鐘。

次數： 連續按摩 20 至 30 次。

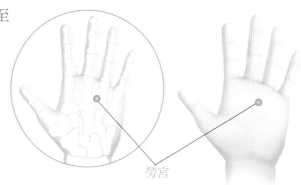

勞宮

【穴位按摩】

手部：　曲池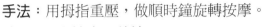

位置：曲肘九十度於肘橫紋外側凹陷處，左右各一穴。

功效：減輕因手指彎曲動作太過頻繁、時間長、過度用力引起的疼痛及腫脹。

手法：用拇指重壓，做順時鐘旋轉按摩。

時間：1 次按摩 6 秒鐘。

次數：連續按摩 20 至 30 次。

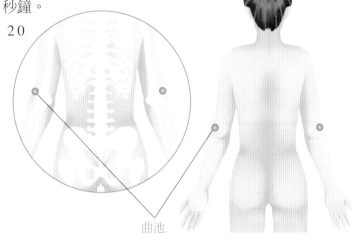

曲池

【穴位按摩】

手部：　尺澤

位置：手肘橫紋的拇指側，距大肌鍵外緣 2 指幅寬處，左右各一穴。

功效：強化身體營養素吸收，預防特發性板機指發生在中年婦女身上。

手法：用拇指重壓，做順時鐘旋轉按摩。

時間：1 次按摩 6 秒鐘。

次數：連續按摩 20 至 30 次。

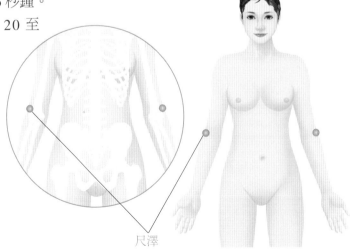

尺澤

109

【穴位按摩】

耳部： 指

位置： 耳舟上段，與耳輪結節上緣相平
處。左右耳殼各一穴。

功效： 減輕因工作或運動反覆輕微之創
傷、腫瘤、感染發炎所得到的板
機指症狀。

手法： 用拇指與食指扣住左右搓揉按壓。

時間： 1 次按揉 2 至 3 秒鐘。

次數： 反覆按摩 20 至 36 次。

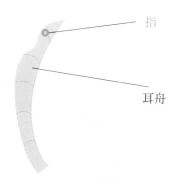

指

耳舟

【飲食調理】

高麗菜胡蘿蔔汁

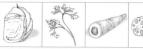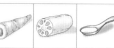

關鍵材料： 高麗菜 1/6 顆、荷蘭芹 1 根、胡蘿蔔 1/2 條、蓮藕 1 節、
蜂蜜 1 匙

其他材料： 礦泉水 200cc

作　法： 1.高麗菜、荷蘭芹、蓮藕洗淨切塊；胡蘿蔔洗淨去皮
切丁。

2.將步驟 1 的材料放入果汁機，加入 200cc 礦泉水打
成汁，濾渣後加入蜂蜜，即可飲用。

牛蒡香甜茶

關鍵材料： 牛蒡根 3g

其他材料： 甜橙 2g 、茉莉花 2g

作　法： 1.將牛蒡根、甜橙、茉莉花放入茶壺中。

2.將煮沸的熱水緩緩地倒入茶壺裡。

3.燜 3 至 5 分鐘後，使用濾茶網，倒入飲杯中即可。

改善板機指的藥方

關鍵藥材：雲苓 2 錢、白朮 2 錢、黃芩 2 錢、羌活 2 錢、蒼朮 2 錢、製南星 0.5 錢

其他藥材：威靈仙 2 錢、香附 2 錢、乾生薑 1 錢、甘草 1 錢

服　　法：藥材以水 500cc 合煎成 300cc，去渣飲汁。早晚飯後各一次溫服。

避服時段：中午 11 點至下午 2 點

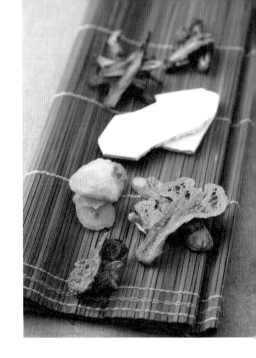

曲 醫師的叮嚀

生活習慣方面

- 工作時應減少手指出力或是反覆抓握的動作，減輕手指的負擔，盡量使用肩背式及可拉動的購物工具。
- 急性疼痛時可以暫時冰敷，不過手大拇指的關節炎，平常需要常常的熱敷，來幫助血液循環才是最自然的防治；生活緊張壓力、頸椎酸緊、手指關節勞動過度、酸性物質攝取過量時，宜多喝水、練習甩手功、將身體自然的放鬆，才是對自己最好的預防。

飲食方面

- **高麗菜**：有幫助骨骼發育、除痛風、抑躁鬱的功能；但腹瀉者不宜多吃。
- **荷蘭芹**：可增強抵抗力、預防感冒，適合糖尿病、高血壓者食用。
- **胡蘿蔔**：具有下氣補中，抗病毒之功效，對於增強關節是十分有益處的。
- **蓮藕**：有補氣補血的功能，促進手指血氣運行；但婦女經期前後不宜吃，寒性體質者勿多吃。
- **蜂蜜**：可補中益氣、止痛，具有緩和頸肩酸痛、解毒潤燥的雙向功能。
- **牛蒡根**：改善手部過度使力後手指疼痛無力的現象。

111

手腕及手指
腱鞘囊腫

【症狀與成因】

　　腱鞘囊腫又稱「肌腱瘤」，是一種由肌腱組織長出的良性腫瘤。腱鞘囊腫常發生於腕關節，手心側或手背側都有可能，小如豌豆，大如小顆的核桃，會隨肌腱活動而移動，有時也會出現於足部，是肌腱腱鞘囊液不正常聚積而產生的小圓球形腫起。

　　最常見的原因是因為經常重覆、過度使用手腕關節所致。像是打電腦、釘釘書機、使用剪刀等，當手腕關節彎曲的動作過量增加，造成手臂背側肌腱不堪負荷，導致腱鞘囊液過度產生聚積，就產生了「腱鞘囊腫」。

　　患者通常會發現手腕關節處的皮下有一約 1 公分到 2 公分的圓形凸起，摸起來軟軟的、無疼痛感，手腕的關節活動正常，並未受限制。發炎時伴隨局部疼痛，但沒有發紅、發熱，會因活動而使疼痛加劇，少數情形有麻木感。

【穴位按摩】

手部： 魚際

位置： 手掌側拇指根部隆高處前的凹陷處，左右各一穴。

功效： 舒緩運動過度傷害引起的手腕關節疼痛。

手法： 用拇指指腹重壓，做順時鐘旋轉按摩。

時間： 1 次按摩 6 秒鐘。

次數： 連續按摩 20 至 30 次。

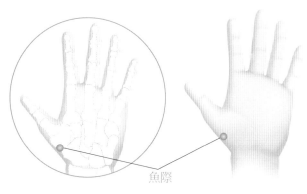

魚際

【穴位按摩】

手部： 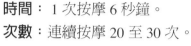 內關

位置：手腕內側兩筋之間，腕橫紋中點上方三指幅橫寬，左右各一穴。

功效：預防關節受傷或腱鞘受傷之後形成的腱鞘囊腫疼痛。

手法：用拇指重壓，做順時鐘旋轉按摩。

時間：1 次按摩 6 秒鐘。

次數：連續按摩 20 至 30 次。

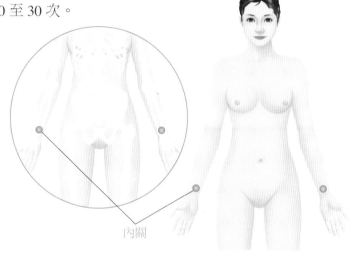

內關

【穴位按摩】

手部： 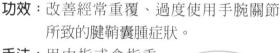 手三里

位置：手肘內側的橫紋邊緣，靠近拇指的一側，距離手心三掌幅處，左右各一穴。

功效：改善經常重覆、過度使用手腕關節所致的腱鞘囊腫症狀。

手法：用中指或食指重壓，做順時鐘旋轉按摩。

時間：1 次按摩 6 秒鐘。

次數：連續按摩 20 至 30 次。

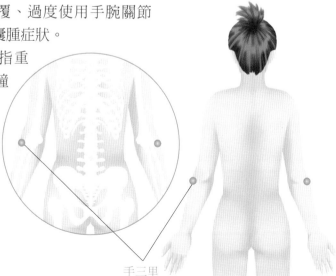

手三里

113

【穴位按摩】

耳部： 腕

位置：耳舟上段，由與耳輪結節突起處
相平。左右耳殼各一穴。

功效：減輕手腕關節彎曲的動作過量增
加時，造成手臂背側肌腱不堪負
荷現象。

手法：用拇指與食指扣住左右搓揉按
壓。

時間：1 次按揉 2 至 3 秒鐘。

次數：反覆按摩 20 至 36 次。

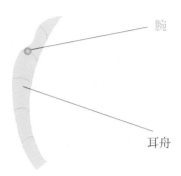

腕

耳舟

【飲食調理】

高麗紅鳳汁

關鍵材料：高麗菜 1/6 顆、紅鳳菜 2 株、胡蘿蔔半條、蜂蜜 1 匙

其他材料：蘋果 1 顆、礦泉水 200cc

作　　法：1.高麗菜、紅鳳菜洗淨切塊；蘋果洗淨去皮、去籽、切
丁；胡蘿蔔洗淨去皮、切丁。

　　　　　2.將步驟 1 的材料放入果汁機，加入 200cc 礦泉水打成
汁，濾渣後加入蜂蜜，即可飲用。

牛膝草茶

關鍵材料：牛膝草 3g

其他材料：薰衣草 3g

作　　法：1.將牛膝草、薰衣草放入茶壺中。

　　　　　2.將煮沸的熱水緩緩地倒入茶壺裡。

　　　　　3.燜 3 至 5 分鐘後，使用濾茶網，倒入飲杯中即可。

改善腱鞘囊腫的藥方

關鍵藥材：秦艽 3 錢、當歸 3 錢、牛膝 3
錢、五靈脂 3 錢、沒藥 2 錢、
地龍 2 錢

其他藥材：川芎 2 錢、桃仁 2 錢、香附 2
錢、羌活 1 錢、紅花 1 錢、甘
草 1 錢

服　　法：藥材以水 5 0 0 c c 合煎成
300cc，去渣飲汁。早晚飯後
各一次溫服。

避服時段：中午 11 點至下午 2 點

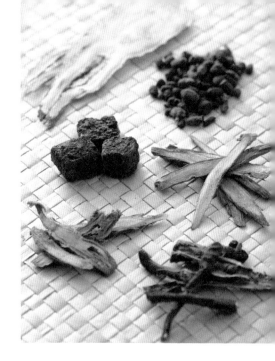

曲 醫師的叮嚀

生活習慣方面

- 從事勞動或長時間工作的人，平時應注意時間的調節，切忌過度操勞，必要時可配帶護具，加強維護關節韌帶，則可避免因工作不當所造成的傷害，如已感到不適，就應休息或請教醫師，以免病情惡化。

- 平時應保持正確姿勢，將前臂與手腕角度維持平行，並適當使用護具，且勿長期重覆做某一動作；另外，訓練腕力（手腕的抓握、放開、捏、掐或伸展運動）可預防腕部因過度使用而產生復發性的腱鞘囊腫。

飲食方面

- **高麗菜**：有助骨骼發育、除痛風、抑躁鬱。
- **紅鳳菜**：可消腫、舒筋益骨，改善腱鞘囊腫的症狀。
- **胡蘿蔔**：具有下氣補中，抗病毒之功效，對於增強關節是十分有益處的。
- **蜂蜜**：可補中益氣、止痛，具有緩和頸肩酸痛、解毒潤燥的雙向功能。
- **牛膝草**：可消除胸口悶痛、解除頸肩部疼痛或過於緊繃的現象，對於頸椎過度後仰產生的疼痛有很好的改善效果，也可解除手腕、肌膜、髖關節疼痛或緊繃的現象。

手腕及手指

腕隧道症候群

【症狀與成因】

　　腕隧道症候群最常見的症狀發生在手掌部位，因正中神經受橫腕韌帶壓迫而出現感覺功能的異常，包括感覺過敏、有灼熱感、針刺感等，有時出現疼痛及麻痺感。通常症狀會先出現於慣用手，甚至向前臂、上臂、肩、頸部等延伸。以中指或合併食指的指端區域較常出現。晚上特別容易因疼痛或麻痺而由睡眠中覺醒，此時用力甩手、局部搓揉或冷敷、熱敷等均有助於減輕症狀，再度入睡後會因症狀加重而再度醒來。

　　腕隧道症候群為最常見的職業病之一，重覆性使用腕部的動作較容易引起，常見於使用電腦、玩電動遊戲、收銀機櫃台作業、木匠、會計師、生產線裝配等。其他的原因還有：手腕骨折或手腕骨脫位而壓迫到正中神經；全身性疾病，如糖尿病、末端肢體肥大症等，使橫腕韌帶纖維化症狀加劇；婦女於懷孕期發生液體滯留，引起腕隧道組織腫脹等。

【穴位按摩】

手部： 合谷

位置： 手背第二掌骨食指根部後方，橈側緣中點處，左右各一穴。

功效： 可抑制手腕的疼痛和酸痛。

手法： 用拇指重壓，做順時鐘旋轉按摩。

時間： 1 次按摩 6 秒鐘。

次數： 連續按摩 20 至 30 次。

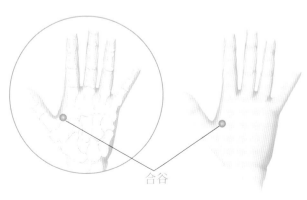

合谷

【穴位按摩】

手部：　大陵

位置：內側腕橫紋兩條手筋中央處，左右各一穴。

功效：減輕內在器官及血管的氧化，預防糖尿病、甲狀腺功能低下、風濕性關節炎等的患者得到腕隧道症候群的可能。

手法：用拇指重壓，做順時鐘旋轉按摩。

時間：1 次按摩 6 秒鐘。

次數：連續按摩 20 至 30 次。

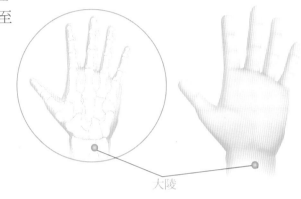

大陵

【穴位按摩】

手部：　曲澤

位置：手掌朝上、彎曲手肘時，出現在手肘中央之硬結肌肉，靠小指側的橫紋上方，左右各一穴。

功效：改善持續性的手指麻木、疼痛症狀出現。

手法：用中指或食指重壓，做順時鐘旋轉按摩。

時間：1 次按摩 6 秒鐘。

次數：連續按摩 20 至 30 次。

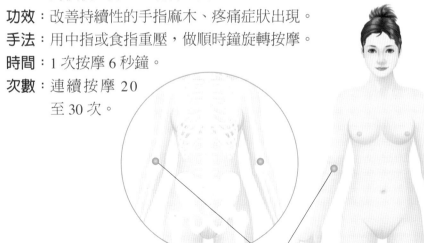

曲澤

117

【穴位按摩】

身體： 陶道

位置：背部第一胸椎和第二胸椎之間的凹陷，左右各一穴。

功效：加強氣血循環，降低感覺喪失、肌肉萎縮、手部活動功能受限等
情形。

手法：用雙手的中指或食指重壓，做順
時鐘旋轉按摩。

時間：連續按摩 1 分鐘。

次數：連續按摩 15 次。

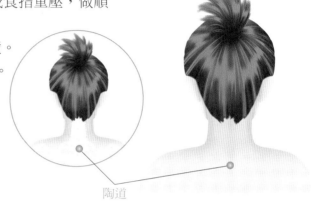

陶道

【飲食調理】

高麗菜鮮果汁

關鍵材料：高麗菜 1/6 顆、葡萄 10 顆、奇異果 1 顆、蜂蜜 1 匙

其他材料：蘋果 1 顆、礦泉水 200cc

作　　法：1.高麗菜洗淨切小塊；蘋果洗淨去皮、去籽、切小塊；奇
異果洗淨去皮、切塊；葡萄洗淨。

　　　　　2.將步驟 1 的材料放入果汁機，加入 200cc 礦泉水打成
汁，濾渣後加入蜂蜜，即可飲用。

牛膝玫瑰茶

關鍵材料：牛膝草 3g

其他材料：胡椒薄荷 3g 、玫瑰 3g

作　　法：1.將牛膝草、胡椒薄荷、玫瑰放入茶壺中。

　　　　　2.將煮沸的熱水緩緩地倒入茶壺裡。

　　　　　3.燜 3 至 5 分鐘後，使用濾茶網，倒入飲杯中即可。

改善腕隧道症候群的藥方

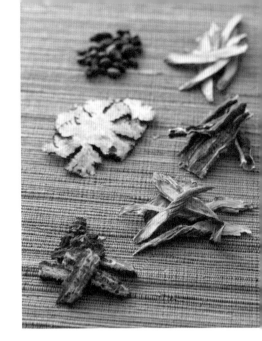

關鍵藥材：秦艽 3 錢、牛膝 3 錢、地龍 2 錢、五靈脂 3 錢、川芎 2 錢、羌活 1 錢

其他藥材：當歸 3 錢、沒藥 2 錢、香附 2 錢、桃仁 2 錢、紅花 1 錢、甘草 1 錢

服　　法：藥材以水 500cc 合煎成 300cc，去渣飲汁。早晚飯後各一次溫服。

避服時段：中午 11 點至下午 2 點

曲 醫師的叮嚀

生活習慣方面

- 適度的做些手腕轉圈運動，將雙手繞圈子，輕輕活動手腕關節，讓前臂及手腕有伸展機會。當敲打鍵盤或使用滑鼠的時候，不要讓手臂、手腕懸空，手腕部宜使用鍵盤墊、滑鼠墊支撐以保持水平姿勢，敲打鍵盤或握滑鼠不宜過度用力，時間不宜過長，中途需要適度的休息，順便做些手腕的抓握、放開、捏、捲或伸展運動，更不要讓手在冷氣過冷或低溫環境中執行抓握、用力的工作過久。

飲食方面

- **高麗菜**：有助骨骼發育、除痛風、抑躁鬱。
- **葡萄**：可改善退化性關節炎造成的不適。但食用後一定要漱口，有些葡萄含有多種發酵糖類物質，易造成齲齒。
- **奇異果**：對腕隧道症候群的不適症狀有改善作用；但因性寒，脾胃虛寒而常腹瀉者不可多食。
- **蜂蜜**：可補中益氣、止痛，具有緩和頸肩酸痛、解毒潤燥的雙向功能。
- **牛膝草**：香氣獨特，可消除胸口悶痛，解除手腕疼痛或過於緊繃的現象。

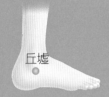

丘墟

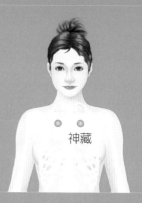

神藏

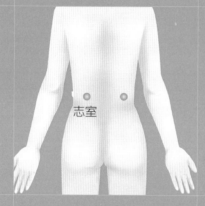

志室

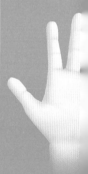

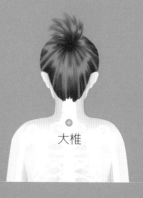

大椎

[第 **7** 章]

改善「胸腰背」關節酸痛

● 肌膜疼痛症候群
手部穴位：支溝　　腳部穴位：丘墟　身體穴位：檀中　　耳部穴位：胸

● 肋間神經痛
腳部穴位：臨泣　　身體穴位：神藏　身體穴位：魂門　　耳部穴位：枕

● 急性腰扭傷
手部穴位：手三里　腳部穴位：中封　身體穴位：志室　　身體穴位：腎俞

● 腰椎椎間盤突出
手部穴位：腰腿點　腳部穴位：承扶　身體穴位：腰陽關　耳部穴位：腰痛點

● 腰椎退化性關節炎
手部穴位：後谿　　腳部穴位：委中　身體穴位：命門　　耳部穴位：腰椎

● 脊椎側彎
手部穴位：脊柱點　腳部穴位：承山　身體穴位：大椎　　身體穴位：曲垣

胸 腰 背
肌膜疼痛症候群

【症狀與成因】

在工作繁忙，生活壓力大，過度疲勞及打電腦姿勢不良等情形下，肌肉過度伸張，產生疼痛、僵硬，長久下來就可能衍生成「肌膜疼痛症候群」。發生部位全身都有可能，常出現的位置在頭頸部、上背部、肩膀和下背部。發生部位的疼痛點，中醫稱為「阿是穴」，西醫則叫它是「板機點」，按壓會產生特別酸、麻、脹、重的感覺。發病年齡約在 30 至 50 歲間，因年輕族群的長時間上網，致使患病年齡有降低的趨勢。

肌膜疼痛大部分是由於長期姿勢不良造成的，情況輕微的病患可能只感到肌肉隱約酸痛，但酸痛往往會反覆發作，痛久了還會伴隨流鼻水、四肢冰冷、便秘、拉肚子等自主神經症狀，嚴重時，甚至有頭暈、耳鳴、心悸、失眠、胸悶及腸胃不適，如遇氣候變冷、身體疲勞、感冒時，病況會更加惡劣。另外，外力撞擊、搬動重物、脊椎側彎、椎間盤突出、貧血或是葉酸不足都可能引起筋膜疼痛。

【穴位按摩】

手部： 支溝

位置： 腕背橫紋上 4 指幅寬、兩骨之間，左右各一穴。

功效： 緩和肌肉產生的酸、麻、脹、重等筋膜疼痛情形。

手法： 用拇指重壓，做順時鐘旋轉按摩。

時間： 1 次按摩 6 秒鐘。

次數： 連續按摩 20 至 30 次。

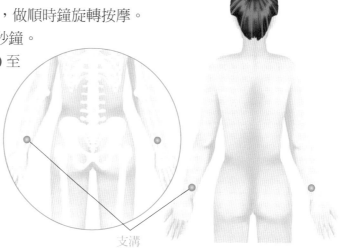

支溝

【穴位按摩】

腳部： 丘墟

位置：將腳尖翹起，於外踝前下方凹陷處，左右各一穴。

功效：增強身體機能，減輕肌肉過度伸張的疼痛。

手法：用拇指或食指重壓，做順時鐘旋轉按摩。

時間：1 次按摩 6 秒鐘。

次數：連續按摩 20 至 30 次。

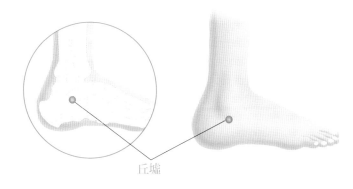

丘墟

【穴位按摩】

身體： 膻中

位置：在兩個乳頭之間，和第四根肋骨的中間點。

功效：促進全身血液循環，改善上半身肌肉產生的筋膜疼痛、僵硬。

手法：用中指或食指中壓，做順時鐘旋
轉按摩。

時間：1 次按摩 6 秒鐘。

次數：連續按摩 15 次。

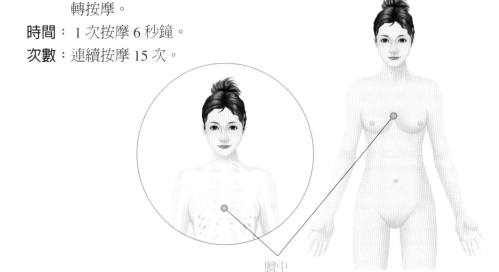

膻中

123

【穴位按摩】

耳部： 胸

位置： 對耳輪近耳甲腔，與對耳輪起
始部的突起部至上、下腳起始
部突起連成曲線的中間相平。
左右耳殼各一穴。

功效： 消除肌肉緊張，舒緩身體疲勞
引起的筋膜疼痛。

手法： 用拇指與食指扣住左右搓揉按
壓。

時間： 1 次按揉 2 至 3 秒鐘。

次數： 反覆按摩 20 至 36 次。

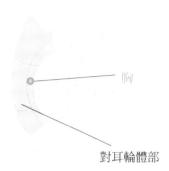

胸

對耳輪體部

【飲食調理】

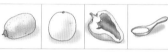

奇異果綜合汁

關鍵材料： 奇異果半顆、柳橙半顆、青椒半顆、蜂蜜適量

其他材料： 油菜 1 株、豆漿 50cc 、礦泉水 100cc

作　　法： 1.奇異果洗淨去皮、切小塊；油菜洗淨切小段；青椒洗淨
去籽、切小塊。

2.柳橙壓汁備用。

3.將步驟 1 、 2 的材料及豆漿放入果汁機內，加入礦泉水
打成汁，濾渣後加入蜂蜜拌勻，即可飲用。

牛膝舒活茶

關鍵材料： 奧勒岡 3g 、牛膝草 3g

其他材料： 荊芥 3g

作　　法： 1.將奧勒岡、牛膝草及荊芥放入茶壺中。

2.將煮沸的熱水緩緩地倒入茶壺裡。

3.燜 3 至 5 分鐘後，使用濾茶網，倒入飲杯中即可。

改善肌膜疼痛症候群的藥方

關鍵藥材：柴胡 3 錢、當歸尾 2 錢、穿山甲（炮）1 錢、大黃 1 錢

其他藥材：天花粉 2 錢、紅花 1 錢、桃仁 1 錢、甘草 1 錢

服　　法：藥材以水 5 0 0 c c 合煎成 300cc，去渣飲汁。早晚飯後各一次溫服。

避服時段：中午 11 點至下午 2 點

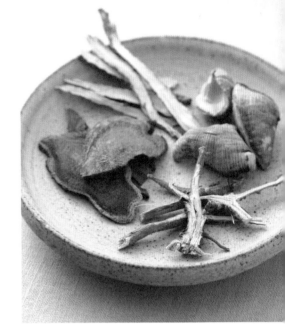

曲 醫師的叮嚀

生活習慣方面

- 平時應避免快速突兀的動作，並保持正確的姿勢。每維持一種姿勢 30 分鐘後，就休息 2 至 3 分鐘，伸展一下筋骨，適度地變換姿勢，讓維持姿勢的肌肉輪流放鬆。可利用拉筋運動、背肌強化的動作，改善病情。另外，也可進行全身性的有氧運動，強調肩頸部肌肉的拉筋與放鬆訓練。

飲食方面

- **奇異果**：可舒緩肌膜疼痛症候群的疼痛症狀；但因性寒，脾胃虛寒而常腹瀉者不可多食。
- **柳橙**：可消除疲勞、改善肝機能、增強抵抗力、減輕退化性關節炎疼痛的現象。
- **青椒**：可防止動脈硬化、消除肌膜疼痛症候群造成的不適感。
- **蜂蜜**：可補中益氣、止痛，具有緩和頸肩酸痛、解毒潤燥的雙向功能。
- **奧勒岡**：葉片有類似胡椒一般的刺激性香氣，用葉片沖泡的奧勒岡茶，風味相當清爽宜人，可舒緩酸痛及改善頸椎關節炎不舒適。
- **牛膝草**：香氣獨特，可消除胸口悶痛，解除肌膜疼痛或過於緊繃的現象。

胸 腰 背

肋間神經痛

【症狀與成因】

「肋間神經痛」是指一根或幾根肋間神經支配區的經常性疼痛，即肋骨神經出現灼痛及刺痛的症狀，可能持續發生，為一般常見的胸痛原因之一，往往牽連到肩、背，常因咳嗽、打噴嚏、深呼吸及情緒緊張、焦慮引發或導致病情加重，屬中醫學「胸脅痛」論治範疇，發病與肝膽疾患有關，心肺脾腎病變也會發生。沒有特定的好發族群。

「肋間神經痛」的特徵是，左右某一邊的胸痛。如果是左胸痛，也許有人會以為是狹心症。但這時沿著肋骨下方按壓時，能夠找到疼痛的部位，像這種從外側按壓能夠知道疼痛的部位，就不可能是心臟或肺部的疼痛，因此不用擔心是心臟病，但咳嗽時疼痛，甚至痛到無法呼吸的狀態，則可能是肺部疾病，要儘早去看內科。肋骨的骨與軟骨相連的部分也可能會出現疼痛，觸摸其周邊，有陷凹處則表示有骨折。有時雖然沒有跌倒或撞到東西，但咳嗽嚴重時也可能會造成骨折。

【穴位按摩】

腳部： 臨泣

位置： 腳背無名趾和尾趾兩骨骼之間凹陷處往上推 2 指幅寬處，左右各一穴。

功效： 有效改善脊椎病變引發的肋間神經痛。

手法： 用拇指重壓，做順時鐘旋轉按摩。

時間： 1 次按摩 6 秒鐘。

次數： 連續按摩 20 至 30 次。

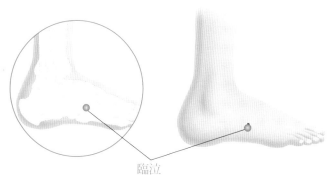

臨泣

肌膜疼痛症候群

肋間神經痛

急性腰扭傷

腰椎椎間盤突出

腰椎退化性關節炎

脊椎側彎

【穴位按摩】

身體： 神藏

位置：第二肋間，距離胸骨正中線三指幅寬外側，左右各一穴。

功效：改善肋間神經痛引起肋骨神經出現灼痛及刺痛的症狀。

手法：用拇指中壓，做順時鐘旋轉按摩。

時間：1 次按摩 6 秒鐘。

次數：連續按摩 15 次。

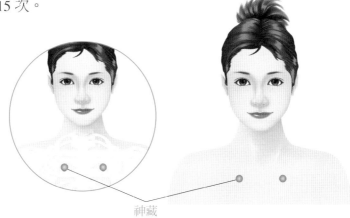

神藏

【穴位按摩】

身體： 魂門

位置：第九胸椎棘突下，督脈旁開 4 指幅寬處，左右各一穴。

功效：減輕肋間神經痛引起肩、背痛而造成咳嗽、打噴嚏、呼吸不順及情緒緊張、焦慮等情形的發生。

手法：用雙手的拳背左右搓揉按摩。

時間：1 次按摩 6 秒鐘。

次數：連續按摩 15 次。

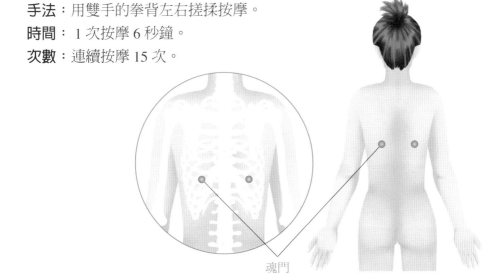

魂門

127

【穴位按摩】

耳部： 枕

位置：對耳屏邊緣上三分之一外側
面的軟骨邊緣處，左右耳殼
各一穴。

功效：降低肋間神經痛發生胸痛、
咳嗽嚴重時所造成的骨折現
象。

手法：用拇指與食指扣住左右搓揉
按壓。

時間：1 次按揉 2 至 3 秒鐘。

次數：反覆按摩 20 至 36 次。

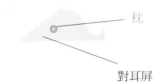

枕

對耳屏

【飲食調理】

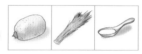

奇異小麥草汁

關鍵材料：奇異果 1 顆、小麥草 1 大把、蜂蜜 3 大匙

其他材料：豆漿 80cc 、礦泉水 200cc

作　　法：1.奇異果洗淨去皮、切小塊；小麥草去根洗淨。

　　　　　　2.奇異果、小麥草放入果汁機，加入礦泉水及豆漿打成
　　　　　　　汁，濾渣後加入蜂蜜，即可飲用。

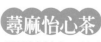

蕁麻怡心茶

關鍵材料：蕁麻 3g

其他材料：菩提子 3g

作　　法：1.將蕁麻、菩提子放入茶壺中。

　　　　　　2.將煮沸的熱水緩緩地倒入茶壺裡。

　　　　　　3.燜 3 至 5 分鐘後，使用濾茶網，倒入飲杯中即可。

改善肋間神經痛的藥方

關鍵藥材：栝蔞仁 2 錢、芍藥 2.5 錢、柴胡 2 錢、
紅花 1 錢

其他藥材：法夏 3 錢、青皮 2 錢、黃芩 1 錢、黃連
1 錢、甘草 1 錢、生薑 1 錢、大棗 1 錢

服　　法：藥材以水 500cc 合煎成 300cc，去渣飲
汁。早晚飯後各一次溫服。

避服時段：中午 11 點至下午 2 點

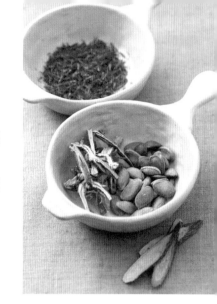

曲 醫師的叮嚀

生活習慣方面

- 要避免情緒過於激動。飲食宜
清淡，忌辛辣油膩食物。
- 可以做些適當的運動，增強體
質。平時可利用擴胸運動伸展
胸大肌，增加胸廓活動度，增
加肺活量。方式為單腳向前跨
步，雙手向前平舉做預備，雙
手各向後伸展，且配合呼吸(往
後吸氣、往前吐氣。

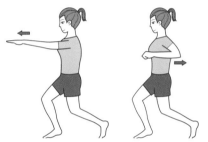

◆擴胸運動可以增加肺活量，伸展胸
大肌

飲食方面

- **奇異果**：對腕隧道症候群的不適症狀有改善作用；但因性寒，脾胃
虛寒而常腹瀉者不可多食。
- **小麥草**：可改善肋間神經痛，具有保健效果；發燒的病人服用後，
可能會引起下痢，但不必擔心，因為身體的毒素，會順著下痢排出
體外。
- **蜂蜜**：可補中益氣、止痛，具有緩和頸肩酸痛、解毒潤燥的雙向功
能。
- **蕁麻**：針對於損傷復原期，適用於肘關節炎、膝關節炎、風濕及身
體各部位疼痛者，可促進血液循環、改善肩部疼痛漫延至膝關節髕
骨軟骨引起之關節炎症狀，減輕踝關節疼痛。

胸 腰 背

急性腰扭傷

【症狀與成因】

　　發生「急性腰扭傷」的原因很多，有可能是運動前的熱身做得不夠；或是抬重物時的準備動作不足，導致身體重心失去平衡，腰部肌肉、筋膜、韌帶以及椎間盤承受超過負荷的活動，引發腰背及臀部的急性疼痛。受傷後立即出現腰背劇痛，腰肌緊張和痙攣，腰椎各方向活動有明顯限制，有時局部壓痛明顯，若在早期獲得積極而合理的治療，一般多能治癒；但若處理不當，可能演變為長期慢性腰痛。

　　最常見的是因為彎腰搬重物時姿勢不正確及用力過猛，或者兩人搬重物時配合不當，或是在濕滑地面或樓梯失足跌倒而產生傷害。嚴重者會造成椎間盤突出，卡壓腰椎神經，造成抽痛，甚至擴散到腿部，形成腰腿部酸抽痛，形成站立困難；輕微者即是背部脊椎的韌帶、肌肉扭、拉傷，造成局部疼痛，或做某一姿勢時，會感覺疼痛，但是還能站立。沒有特定的好發族群。

【穴位按摩】

手部：　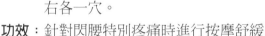　手三里

位置：手肘內側的橫紋邊緣，靠近姆指的一側，距離手心三指幅處，左右各一穴。

功效：針對閃腰特別疼痛時進行按摩舒緩十分有效。

手法：用中指或食指重壓，做順時鐘旋轉按摩。

時間：1 次按摩 6 秒鐘。

次數：連續按摩 20 至 30 次。

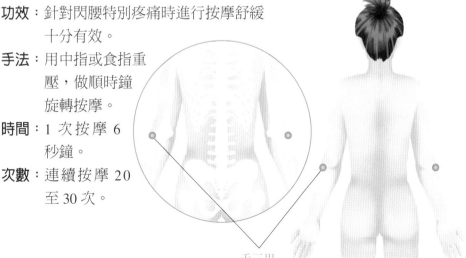

手三里

肌膜疼痛症候群

肋間神經痛

急性腰扭傷

腰椎椎間盤突出

腰椎退化性關節炎

脊椎側彎

【穴位按摩】

腳部： 中封

位置： 內踝前下方，脛骨前肌腱內側緣凹陷處，左右各一穴。

功效： 促進腰部的血液循環，舒緩因腹部用力時的疼痛加劇感。

手法： 用拇指重壓，做順時鐘旋轉按摩。

時間： 1 次按摩 6 秒鐘。

次數： 連續按摩 20 至 30 次。

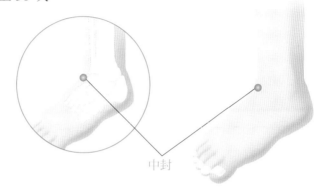

中封

【穴位按摩】

身體： 志室

位置： 第二肋間，距離胸骨正中線三指幅寬外側，左右各一穴。

功效： 改善急性腰扭傷、腰部發炎、腰部僵硬等現象。

手法： 用拇指中壓，做順時鐘旋轉按摩。

時間： 1 次按摩 6 秒鐘。

次數： 連續按摩 15 次。

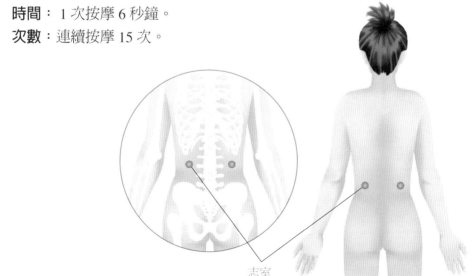

志室

131

【穴位按摩】

身體： 腎俞

位置： 腰部兩側最下方肋骨等高之脊椎骨旁開端兩指幅橫寬處，左右各一穴。

功效： 促進血液循環，減輕腰部肌肉痙攣疼痛情形。

手法： 用雙手的拳背左右搓揉按摩。

時間： 1 次按摩 6 秒鐘。

次數： 連續按摩 15 次。

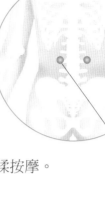
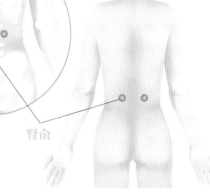

腎俞

【飲食調理】

奇異蔬果汁

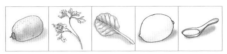

關鍵材料： 奇異果 2 顆、荷蘭芹 1 根、芥藍菜 1 大片、檸檬汁 1 大匙、蜂蜜 2 大匙

其他材料： 礦泉水 100cc

作　　法： 1.奇異果洗淨去皮、切小塊；荷蘭芹、芥蘭菜去根洗淨切小段。

2.將步驟 1 的材料放入果汁機內，加上 100cc 礦泉水攪打成汁，濾渣。

3.檸檬汁加入步驟 2 的果菜汁內，再加蜂蜜調拌均勻，即可飲用。

筋骨舒鬆茶

關鍵材料： 貫葉連翹 3g 、西番蓮 3g

其他材料： 檸檬薄荷 3g

作　　法： 1.將貫葉連翹、西番蓮及檸檬薄荷放入茶壺中。

2.將煮沸的熱水緩緩地倒入茶壺裡。

3.燜 3 至 5 分鐘後，使用濾茶網，倒入飲杯中即可。

改善急性腰扭傷的藥方

關鍵藥材：當歸 2 錢、白芍 2 錢、蒼朮 2 錢、牛膝 0.5 錢、威靈仙 0.5 錢、羌活 2 錢、白芷 2 錢、防風 2 錢

其他藥材：五靈脂 3 錢、白朮 2 錢、川芎 2 錢、桃仁 2 錢、防己 2 錢、知母 2 錢、生地黃 2 錢、生薑 1 錢、甘草 0.5 錢

服　　法：藥材以水 500cc 合煎成 300cc，去渣飲汁。早晚飯後各一次溫服。

避服時段：中午 11 點至下午 2 點

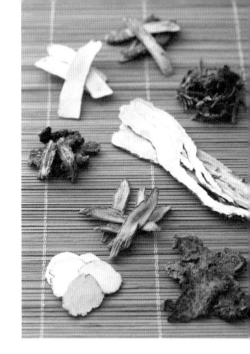

曲 醫 師 的 叮 嚀

生活習慣方面

- 運動前要做好腰部的準備活動，如前後彎腰、左右轉身等，也可用拳頭輕輕捶拍，用手掌輕揉按摩，等腰部的血液流通、局部發熱再運動。要注意體育運動的姿勢正確，用力得當，動作要協調平衡，不要過猛。要量力而為，受力的大小超過肌肉本身承擔的力量，易造成肌肉韌帶的拉傷而導致急性腰扭傷的發生。

飲食方面

- **奇異果**：可舒緩肘關節炎的症狀；但因性寒，脾胃虛寒而常腹瀉者不可多食。
- **荷蘭芹**：可增強抵抗力、預防感冒，適合糖尿病、高血壓者食用。
- **芥藍菜**：具止痛生津、益氣補虛等功效，滋潤急性腰扭傷所造成的細胞損傷。
- **檸檬**：可防止動脈硬化、降血壓、紓解膝關節疼痛壓力；但胃潰瘍、經痛者不宜飲檸檬汁。
- **蜂蜜**：可補中益氣、止痛，具有緩和頸肩痠痛、解毒潤燥的雙向功能。
- **貫葉連翹**：可改善腰部及工作過度引起的疼痛症狀。
- **西番蓮**：具消炎和抗痙攣之作用，對改善滑液囊炎、頸肩臂痛有良好功效。

胸 腰 背

腰椎椎間盤突出

【症狀與成因】

　　椎間盤的纖維環因磨損、退化、含水量減少，以及外力的撞擊等逐漸出現裂隙，髓核的含水量由超過 80% 漸漸減少，彈性及緩衝的能力也減低，當脊柱不斷的重複受力，尤其是彎腰搬重物、長時間彎腰工作，或瞬間扭腰、突發的受力過重，或車禍外傷等原因，髓核經由纖維環的裂隙而向外突出，即形成「椎間盤突出」。突出的部位若在後側方，將直接壓擠到構成坐骨神經的神經根，90% 以上的腰椎椎間盤突出發生於腰椎第四、五節及薦椎第一節，會引起腰痛、腿麻、下肢疼痛，甚至不良於行的症狀。

　　較常見於年輕人。初期可能只有腰痛，不久就轉移到下肢。這種下肢痛相當劇烈，站立、走動都會加重疼痛感。為了減輕疼痛，患者腰幹常成側彎或駝背狀。病情惡化時，除了疼痛還會加上灼熱麻感，足部的肌肉運動功能也可能發生障礙；最嚴重可能還會引起雙下肢癱瘓及大小便功能失常。

【穴位按摩】

手部： 腰腿點

位置：腕背橫紋前 2 指幅寬，第二伸指肌腱橈側一穴，第四伸指肌腱尺側一穴，左右各一穴。

功效：抑制過度疲勞的腰部疼痛、灼熱麻感。

手法：用中指或食指重壓，做順時鐘旋轉按摩。

時間：1 次按摩 6 秒鐘。

次數：連續按摩 20 至 30 次。

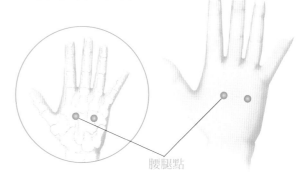

腰腿點

肌膜疼痛症候群

肋間神經痛

急性腰扭傷

腰椎椎間盤突出

腰椎退化性關節炎

脊椎側彎

【穴位按摩】

腳部： 承扶

位置： 臀部下方之臀橫紋中點處，左右各一穴。

功效： 減輕大腿後側、膝蓋後側等部位的疼痛。

手法： 用雙手的中指或食指中壓，做順時鐘旋轉按摩。

時間： 1 次按摩 6 秒鐘。

次數： 連續按摩 20 至 30 次。

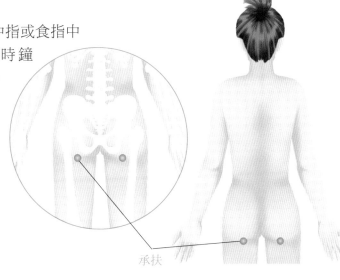

承扶

【穴位按摩】

身體： 腰陽關

位置： 第 4 腰椎突起的下方。

功效： 改善突發性腰部僵硬疼痛、坐骨神經痛、腰肌無力。

手法： 用拳背左右搓揉或順時針旋轉按摩。

時間： 1 次按摩 6 秒鐘。

次數： 連續按摩 15 次。

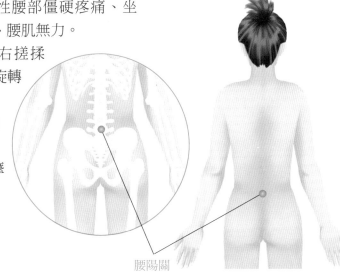

腰陽關

135

【穴位按摩】

耳部：　腰痛點

位置：對耳輪下腳起始部的突起處，
　　　與對耳輪上、下腳起始部的突
　　　起相平。左右耳殼各一穴。

功效：改善腰痛、腿麻、下肢疼痛的
　　　椎盤突出症特別有效。

手法：用拇指與食指扣住左右搓揉按
　　　壓。

時間：1 次按揉 2 至 3 秒鐘。

次數：反覆按摩 20 至 36 次。

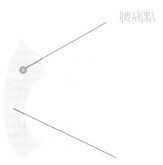

腰痛點

對耳輪體部

【飲食調理】

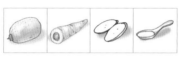

奇異胡蘿蔔汁

關鍵材料：奇異果 1 顆、胡蘿蔔 1/2 條、生薑 2 片、蜂蜜 1 大匙

其他材料：礦泉水 200cc

作　　法：1.奇異果洗淨去皮、切成小塊；胡蘿蔔洗淨去皮、切丁；
　　　　　　生薑刷洗乾淨再切成小塊。

　　　　　2.將步驟 1 的材料放入果汁機內，加入 200cc 礦泉水打成
　　　　　　汁，濾渣後加入蜂蜜，即可飲用。

雷公香蜂茶

關鍵材料：雷公根 3g

其他材料：檸檬香蜂草 3g

作　　法：1.將雷公根、檸檬香蜂草放入茶壺中。

　　　　　2.將煮沸的熱水緩緩地倒入茶壺裡。

　　　　　3.燜 3 至 5 分鐘後，使用濾茶網，倒入飲杯中即可。

改善腰椎椎間盤突出的藥方

關鍵藥材：五靈脂 3 錢、秦艽 3 錢、當歸 2 錢、防風 2.5 錢、桃仁 2 錢、沒藥 2 錢

其他藥材：牛膝 3 錢、生地黃 2 錢、芍藥 2.5 錢、茯苓 2 錢、蒼朮 2 錢、羌活 2 錢、川芎 2 錢、生薑 1 錢、紅花 1 錢、甘草 1 錢、白芷 0.5 錢、陳皮 0.5 錢

服　法：藥材以水 500cc 合煎成 300cc，去渣飲汁。早晚飯後各一次溫服。

避服時段：中午 11 點至下午 2 點

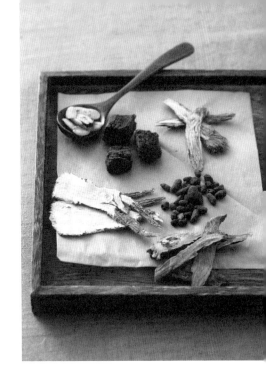

曲 醫師的叮嚀

生活習慣方面

- 日常生活中正確的坐、臥、起、立姿勢，對預防腰椎椎間盤突出症有非常重要的意義，正確的生活起居動作能減緩腰椎間盤的退化，降低腰部、肌肉、韌帶、筋膜等軟組織的張力，減少腰椎間盤突出症的發病率。可穿束腹來加強脊柱的支撐力，同時也注意避免錯誤的姿勢和減少站立的時間。

飲食方面

- **奇異果**：可舒緩肘關節炎的症狀；但因性寒，脾胃虛寒而常腹瀉者不可多食。
- **胡蘿蔔**：具有下氣補中，抗病毒之功效，對於增強關節是十分有益處的。
- **薑**：可以促進消化液分泌、促進血液循環，改善腰部不適。
- **蜂蜜**：可補中益氣、止痛，具有緩和頸肩酸痛、解毒潤燥的雙向功能。
- **雷公根**：可恢復腰部肌力的活力，減輕腰部酸痛的症狀。

胸 腰 背

腰椎退化性關節炎

【症狀與成因】

　　腰椎退化性關節炎是現代人腰酸背痛的主要原因。顧名思義是關節因為退化或過度使用而導致慢性發炎的現象。當關節軟骨持續磨損、椎間盤受壓不均衡、肌肉拉扯，最終在椎體周圍會磨出刺狀的骨贅「骨刺」。

　　由於關節長時間發炎，關節週遭的韌帶或其他軟組織也會纖維化而變硬，使原本保護神經的構造失去彈性，再加上骨刺夾攻，脊髓神經被壓迫造成腰痛，或引起坐骨神經痛。

　　發生腰椎退化性關節炎的年齡層很廣，但大多為中老年人，患者常會腰酸背痛，尤以晨起、久坐或過度運動、勞累時更明顯。當運動過度或暖身不足導致腰椎神經扭傷，此即腰椎退化性關節炎的開始。若坐骨神經被骨刺或腫脹的骨頭、關節壓迫時，會產生下肢的麻木及肌肉無力。有些患者的脊椎內腔變狹窄，造成「脊椎內腔狹窄症」。通常走一段路後，便感到腰背痛或下肢麻木、疼痛，此時只要坐一會兒，症狀就會稍微改善。

【穴位按摩】

手部： 後 谿

位置： 握拳時於小指外側指節末端後方凹陷處，左右各一穴。

功效： 提升腰部肌力，改善腰部與坐骨神經肌肉僵硬、酸痛現象。

手法： 用中指扣住，做順時鐘旋轉按摩。

時間： 1 次按摩 6 秒鐘。

次數： 連續按摩 20 至 30 次。

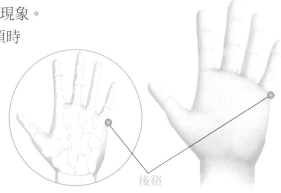

後谿

肌膜疼痛症候群

肋間神經痛

急性腰扭傷

腰椎椎間盤突出

腰椎退化性關節炎

脊椎側彎

【穴位按摩】

腳部： 委中

位置： 坐姿，將小腿伸直，於膝蓋正後方膝橫紋的中點處，左右各一穴。

功效： 加強身體機能，預防中老年人得到退化性關節炎的可能性。

手法： 用雙手的中指或食指重壓，做順時鐘旋轉按摩。

時間： 1 次按摩 6 秒鐘。

次數： 連續按摩 20 至 30 次。

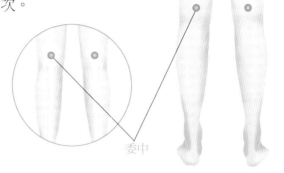

委中

【穴位按摩】

身體： 命門

位置： 肚臍正後方第二腰椎棘突下方凹陷處。

功效： 針對腰椎退化性關節炎產生的肌肉無力感加以改善。

手法： 用拳背左右搓揉或順時針旋轉按摩。

時間： 1 次按摩 6 秒鐘。

次數： 連續按摩 15 次。

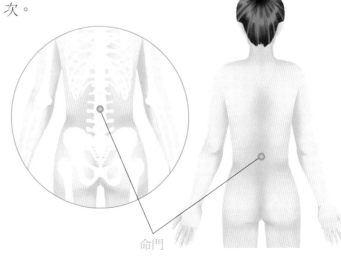

命門

139

【穴位按摩】

耳部： 腰椎

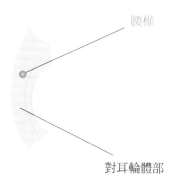

腰椎

對耳輪體部

位置：對耳輪的上部，將對耳輪由
　　　上、下腳起始部的突起部至對
　　　耳輪起始部的突起，分成三等
　　　分，此穴位於中、上三分之一
　　　交點處。左右耳殼各一穴。

功效：消除因關節發炎而使韌帶或軟
　　　組織失去彈性，造成常腰酸背
　　　痛的情形。

手法：用拇指與食指扣住左右搓揉按
　　　壓。

時間：1 次按揉 2 至 3 秒鐘。

次數：反覆按摩 20 至 36 次。

【飲食調理】

奇異葡萄汁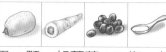

關鍵材料：奇異果 1 顆、胡蘿蔔 1/2 條、葡萄 10 顆、蜂蜜 1 匙

其他材料：礦泉水 200cc

作　　法：1.奇異果、胡蘿蔔洗淨去皮、切丁；葡萄洗淨。
　　　　　2.將步驟 1 的材料加入礦泉水 200cc 打成汁，濾渣後加入
　　　　　　蜂蜜，即可飲用。

菊花舒情茶

關鍵材料：菊花 10g

其他材料：肉桂 5g 、冰糖適量

作　　法：1.將菊花、肉桂、 500cc 水放入鍋中。
　　　　　2.煮沸後，放入冰糖，即可飲用。

改善腰椎退化性關節炎的藥方

關鍵藥材：桑寄生 3 錢、威靈仙 3 錢、肉桂
2 錢、杜仲 2 錢

其他藥材：黃耆 5 錢，秦艽 3 錢、續斷 3
錢、防風 3 錢、當歸 2 錢、人參
3 錢、熟地 2 錢、細辛 2 錢、茯
苓 2 錢、白芍 2 錢、川芎 1 錢、
甘草 1 錢

服　　法：藥材以水 5 0 0 c c 合 煎 成
300cc，去渣飲汁。早晚飯後各
一次溫服。

避服時段：中午 11 點至下午 2 點

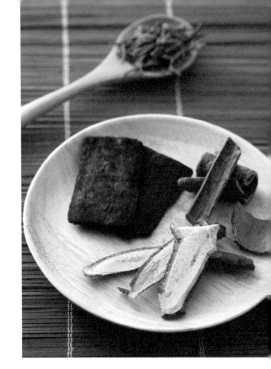

曲 醫師的叮嚀

生活習慣方面

• 減重、做有氧運動和復健，可以加強背部和腹部肌肉的肌力，有效
分擔脊椎所承受的壓力而減緩疼痛。首重平日的保養，要避免腰椎
的過度彎曲，例如以屈膝代替彎腰來拾取地面的重物、拿取高處物
品需善用工具來避免背部過度的後仰、長期的站立應將一腳置於小
板凳上或用手支撐部份體重以避免腰椎負荷過重。

飲食方面

• **奇異果：**可舒緩肘關節炎的症狀；但因性寒，脾胃虛寒而常腹瀉者
不可多食。

• **胡蘿蔔：**可提高人體免疫力、幫助血液循環、促進新陳代謝、強化
關節機能；但容易手腳冰冷或經常拉肚子的人，都不宜一次食用太
多。。

• **葡萄：**可改善退化性關節炎造成的不適。但食用後一定要漱口，有
些葡萄含有多種發酵糖類物質，易造成齲齒。

• **蜂蜜：**可補中益氣、止痛，具有緩和頸肩酸痛、解毒潤燥的雙向功
能。

• **菊花：**能疏風、清熱、解除外感風熱引起的酸痛，消除腰部腫痛。

胸 腰 背

脊椎側彎

【症狀與成因】

脊椎側彎是指脊椎向左右側彎曲變形，並合併椎體旋轉到曲線的凸側。是一種好發於小朋友的疾病。大致可分為：因姿勢不良、肌肉不平衡造成的「功能性脊椎側彎」，通常側彎不超過 10 度，只要矯正姿勢與肌肉不平衡即可；如果是因脊椎本身的異常造成的，則叫做「結構性脊椎側彎」，多半具有先天遺傳的傾向，側彎通常超過 10 度，需要積極治療，否則將來成年後容易有併發症。還有「特異性脊椎側彎」，沒有特別可標定的原因。青春期脊椎側彎的原因經研究，與基因、體質、營養、姿勢、習慣及發育期的成長速度有關。

脊椎側彎較常見的症狀有：體態扭曲變形（但無症狀）因為沒有症狀所以不易被發現，反而較危險並容易惡化，多半發現時已有一定的程度了；體態扭曲變形加上腰、背、肩部疼痛；長期背部疲勞無力；呼吸不順、胸悶；腸胃不順等。

【穴位按摩】

手部： 脊柱點

位置：手背小指掌指關節側尺側緣。小指屈曲取之，左右各一穴。

功效：抑制背部僵硬、足腰部的劇烈疼痛特別有效。

手法：用拇指指腹重壓，做順時鐘旋轉按摩。

時間：1 次按摩 6 秒鐘。

次數：連續按摩 20 至 30 次。

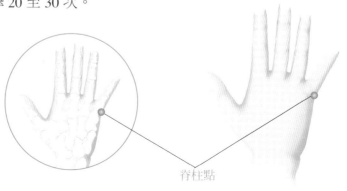

脊柱點

肌膜疼痛症候群

肋間神經痛

急性腰扭傷

腰椎椎間盤突出

腰椎退化性關節炎

脊椎側彎

【穴位按摩】

腳部： 承山

位置：將腳尖向上抬起，於小腿肚下方，會呈現人字紋的頂端凹陷處，左右各一穴。

功效：活化虛弱體質機能，預防骨質疏鬆造成的背部、腰部疼痛。。

手法：用同側的拇指重壓，做順時鐘旋轉按摩。

時間： 1 次按摩 6 秒鐘。

次數：連續按摩 20 至 30 次。

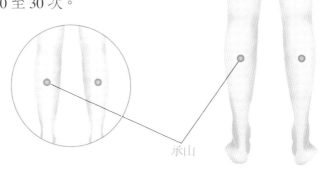

承山

【穴位按摩】

身體： 大椎

位置：低頭時於頸背之間，會觸摸到最凸起的第七頸椎，於該椎下方凹陷處。

功效：消除呼吸不順、胸悶、腸胃不順等症狀的發生。

手法：用雙手的中指指壓，做順時鐘旋轉按摩。

時間： 1 次按摩 6 秒鐘。

次數：連續按摩 15 次。

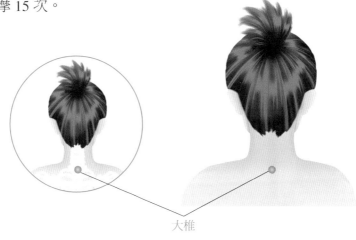

大椎

143

【穴位按摩】

身體： 曲垣

位置： 從肩胛骨內側角，沿著其邊緣用手指觸摸上方時，會碰到阻擋性的骨頭，左右各一穴。

功效： 改善因脊椎側彎使體態扭曲變形及腰、背、肩的疼痛。

手法： 抬手繞過前胸，在背部處，做順時針旋轉按摩。

時間： 1 次按摩 6 秒鐘。

次數： 連續按摩 15 次。

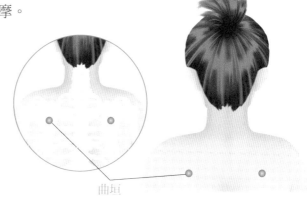

曲垣

【飲食調理】

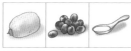

奇異蘋果汁

關鍵材料： 奇異果 2 顆、葡萄 10 顆、蜂蜜 1 匙

其他材料： 蘋果 1 顆、礦泉水 200cc

作　法： 1.奇異果洗淨去皮切丁；蘋果洗淨去皮、去籽、切丁；葡萄洗淨備用。

　　　　　 2.將步驟 1 的材料加入礦泉水 200cc 打成汁，濾渣後加入蜂蜜，即可飲用。

野莓香茅茶

關鍵材料： 小野莓 3g

其他材料： 香茅 2g

作　法： 1.將小野莓、香茅放入茶壺中。

　　　　　 2.將煮沸的熱水緩緩地倒入茶壺裡。

　　　　　 3.燜 3 至 5 分鐘後，使用濾茶網，倒入飲杯中即可。

改善脊椎側彎的藥方

關鍵藥材：防風 3 錢、白朮 3 錢、羌活 3
錢、川芎 2.5 錢、炮附子 2 錢、續
斷 2 錢

其他藥材：秦艽 2 錢、晉耆 2 錢、牛膝 2
錢、羌當歸 2 錢、白芍藥 2 錢、
熟地黃 2 錢、黑北仲 2 錢

服　　法：藥材以水 500cc 合煎成 300cc，
去渣飲汁。早晚飯後各一次溫服。

避服時段：中午 11 點至下午 2 點

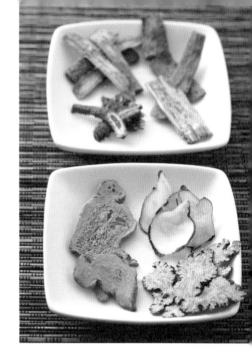

曲 醫師的叮嚀

生活習慣方面

- 自發性的駝背和骨盆引起的駝背，可以靠運動和關節矯正的方式得
到改善，年輕人矯正的效果又比成年人好。成人駝背只要多做伸
展，使僵硬變短的肌肉拉長，把處在被拉扯的肌肉練短，還是有機
會糾正回來。為了保持健康，就必須保持正確的姿勢，也就是保持
脊椎正常。

飲食方面

- **奇異果**：可舒緩肘關節炎的症狀；但因性寒，脾胃虛寒而常腹瀉者
不可多食。
- **葡萄**：可改善退化性關節炎造成的不適。但食用後一定要漱口，有
些葡萄含有多種發酵糖類物質，易造成齲齒。
- **蜂蜜**：可補中益氣、止痛，具有緩和頸肩酸痛、解毒潤燥的雙向功
能。
- **小野莓**：可解除腰部及背部的僵硬，及緩和關節炎症狀。

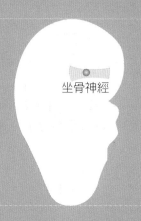

坐骨神經

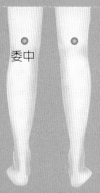

委中

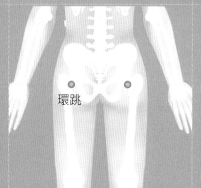

環跳

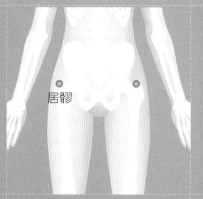

居髎

[第 **8** 章]

改善「臀及大腿」關節酸痛

○ 坐骨神經痛
手部穴位：坐骨神經點 腳部穴位：殷門 腳部穴位：崑崙　耳部穴位：坐骨神經

○ 坐骨滑液囊炎
腳部穴位：中瀆　　腳部穴位：風市 身體穴位：環跳　耳部穴位：膀胱

○ 彈響髖關節
腳部穴位：梁丘　　身體穴位：居髎 身體穴位：秩邊　耳部穴位：臀

○ 退化性髖關節炎
身體穴位：大腸俞　身體穴位：八髎 腳部穴位：委中　耳部穴位：神門

坐骨神經痛

【症狀與成因】

　　典型症狀是疼痛發生在一側的背部、臀部，沿著大腿、小腿的後面直到腳底，像是放射狀的痛，而且會合併麻或皮膚感覺異常的現象。患者通常會感覺臀部、大腿後、小腿後鈍痛，走一下子或站一會兒就會抽痛，尤其起床後，因為血液循環較慢，有時也會造成肌肉萎縮無力、肌腱反射消失等現象。嚴重的話會造成大小便失禁。病人在腹壓增高時，例如用力、排便、咳嗽、打噴嚏、舉重物時，會疼痛加劇。

　　坐骨神經痛可能因糖尿病、或血栓，或是腫瘤而引起。甚至還可能因為彎腰駝背坐太久而引起疼痛。

　　最常見常見引起坐骨神經痛的原因有：

- 椎間盤突出；
- 腰椎關節炎、腰椎滑脫及腰椎狹窄；
- 坐骨神經的局部受壓迫或刺激，如局部腫瘤、梨狀肌症候群等等。

【穴位按摩】

手部： 　坐骨神經點

位置： 手背無名指掌指關節背側尺側緣，半握拳取之，左右各一穴。

功效： 舒緩背部直到腳底，放射狀般的抽痛。

手法： 以拇指及食指腹重壓，做順時鐘旋轉按摩。

時間： 1 次按摩 6 秒鐘。

次數： 連續按摩 20 至 30 次。

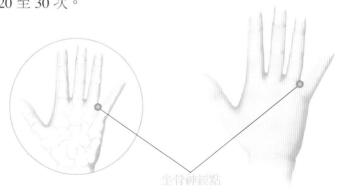

坐骨神經點

【穴位按摩】

腳部：　殷門

位置：大腿後側中央。臀部下方到膝蓋橫紋中央的連接中間點，左右各一穴。

功效：抑制坐骨神經的局部壓迫或刺激引發的疼痛。

手法：用手掌內側貼於該穴，並做順時鐘旋轉按摩。

時間：1 次按摩 6 秒鐘。

次數：連續按摩 20 至 30 次。

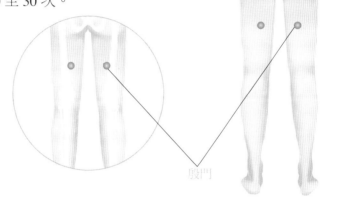

殷門

【穴位按摩】

腳部：　崑崙

位置：外踝後方與跟腱中點凹陷處，左右各一穴。

功效：促進血液通暢，增強腰部肌腱反射、肌力能量。

手法：用雙手的中指或食指重壓，做順時鐘旋轉按摩。

時間：1 次按摩 6 秒鐘。

次數：連續按摩 20 至 30 次。

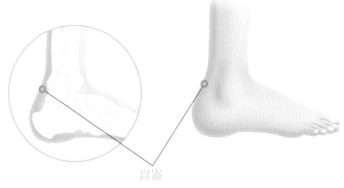

崑崙

149

【穴位按摩】

耳部： 坐骨神經

位置：對耳輪下腳近中點稍偏內
　　　處。左右耳殼各一穴。

功效：疏通血液循環，預防骨刺
　　　壓迫到神經。

手法：用拇指與食指扣住左右搓
　　　揉按壓。

時間：1 次按揉 2 至 3 秒鐘。

次數：反覆按摩 20 至 36 次。

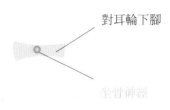

對耳輪下腳

坐骨神經

【飲食調理】

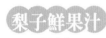

關鍵材料：梨子 1 顆、奇異果 1 顆

其他材料：蘋果 1 顆、芒果半顆、礦泉水 200cc

作　　法：1.梨子、蘋果、芒果洗淨去皮、去籽、切塊；奇異果洗淨
　　　　　　切塊。

　　　　　2.將步驟 1 的材料放入果汁機，加入 200cc 礦泉水打成
　　　　　　汁，濾渣後，即可飲用。

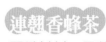

關鍵材料：貫葉連翹 3g

其他材料：檸檬香蜂草 3g、薰衣草 2g

作　　法：1.將貫葉連翹、檸檬香蜂草、薰衣草放入茶壺中。

　　　　　2.將煮沸的熱水緩緩地倒入茶壺裡。

　　　　　3.燜 3 至 5 分鐘後，使用濾茶網，倒入飲杯中即可。

改善坐骨神經痛的藥方

關鍵藥材：生地黃 2 錢、茯苓 2 錢、蒼朮 2 錢、桃仁 2 錢、防己 0.5 錢、龍膽 0.5 錢

其他藥材：芍藥 2.5 錢、當歸 2 錢、川芎 2 錢、生薑 0.5 錢、羌活 0.5 錢、威靈仙 0.5 錢、牛膝 0.5 錢、防風 0.5 錢、白芷 0.5 錢、陳皮 0.5 錢、甘草 0.5 錢

服　　法：藥材以水 5 0 0 c c 合煎成 300cc，去渣飲汁。早晚飯後各一次溫服。

避服時段：中午 11 點至下午 2 點

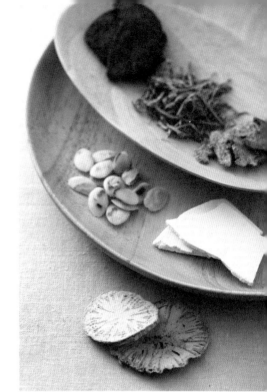

曲 醫師的叮嚀

生活習慣方面

- 大部份人開車時，座椅都調得太後面，造成背部很大的壓力。當握住方向盤時，雙手關節應仍能保持彎曲，坐姿應保持 90 度左右，背部應該舒服的直立，不要讓脊柱彎曲。
- 平日讓腳舉高休息，試著減少腰椎的壓力，建議將小腿放在椅子或較低的桌子上，身體躺在地板上，膝蓋和臀部應該保持約 90 度的彎曲角度。放鬆骨盆讓骨盆慢慢傾斜，緩緩移動腰椎，可以增加這部位的血液循環。

飲食方面

- **梨子**：可增加心肌活力，改善坐骨神經痛。
- **奇異果**：可改善坐骨神經痛；但因性寒，脾胃虛寒而常腹瀉者不可多食。
- **貫葉連翹**：可改善臀部及工作過度引起的關節疼痛症狀。

臀及大腿

坐骨滑液囊炎

【症狀與成因】

　　長時間坐著不活動，不僅容易血液循環不良，造成下肢腫脹，還可能產生坐骨的滑液囊炎。在肌肉、肌腱、韌帶及關節附近，有許多滑液囊，這些囊狀物組織會分泌一種潤滑的液體，充滿整個囊袋，此囊袋可以提供類似軟墊的緩衝效果，以降低骨頭、肌腱及韌帶滑動時的摩擦力，讓動作更加滑順，也可減少組織間的傷害。

　　患者常有局部區域之疼痛、僵硬及壓痛感，嚴重者疼痛會從坐骨蔓延至整個臀部，甚至影響行走。這是因為採取坐姿時，臀部直接接觸椅面的兩個明顯骨突，就是坐骨突出，若椅子沒經過良好的設計，無法分散坐姿時的上半身體重，重量就會集中在兩個骨突上，此時臀大肌及骨突間的滑液囊就會承受過大的壓力，長時間下來就可能導致發炎，造成「坐骨滑液囊炎」。

　　坐骨滑液囊炎常見在必須久坐的職業，最先是在裁縫師身上出現，因此有「裁縫臀」之稱。現在的辦公族每天一坐八小時，甚至更久，也是坐骨滑液囊炎的好發族群。

【穴位按摩】

腳部： 中瀆

位置： 大腿外側中心線與膝蓋約 5 指幅上方，左右各一穴。

功效： 減少因臀大肌及骨突間的滑液囊承受過大的壓力，轉爲長時間發炎。

手法： 用拇指或食指重壓，做順時鐘旋轉按摩。

時間： 1 次按摩 6 秒鐘。

次數： 連續按摩 20 至 30 次。

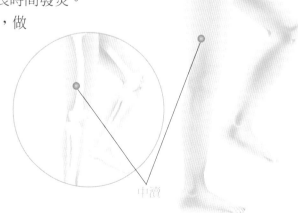

中瀆

【穴位按摩】

腳部： 風市

位置：直立，兩手自然下垂貼於大腿外側中線，中指所按之處，左右各一穴。

功效：改善局部區域會疼痛、僵硬及壓痛等現象。

手法：用拇指或手掌，順時鐘旋轉按摩。

時間：1 次按摩 6 秒鐘。

次數：連續按摩 20 至 30 次。

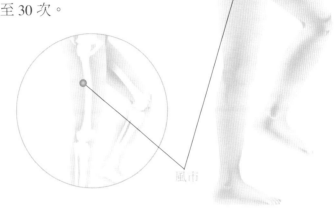

風市

【穴位按摩】

身體： 環跳

位置：將手按在後臀部，當大腿上下彎曲時，會接觸到後臀部大轉子骨的凹陷處，左右各一穴。

功效：有效暢通腿部與坐骨神經的活動能力。

手法：可用按摩棒尖端或用同側手的拇指，順時鐘旋轉按摩。

時間：1 次按摩 6 秒鐘。

次數：連續按摩 15 次。

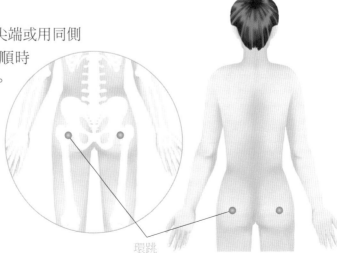

環跳

153

【穴位按摩】

耳部： 膀胱

位置：耳甲艇，與外耳道口相對的對耳
　　　　輪下腳下方。左右耳殼各一穴。

功效：抑制發炎現象嚴重時，疼痛會從
　　　　坐骨蔓延到整個臀部的情形。

手法：用拇指與食指扣住左右搓揉按
　　　　壓。

時間：1 次按揉 2 至 3 秒鐘。

次數：反覆按摩 20 至 36 次。

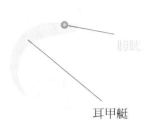

膀胱

耳甲艇

【飲食調理】

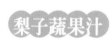 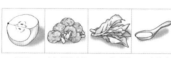

關鍵材料：梨子 1 顆、花椰菜 6 小朵、萵苣 4 片、蜂蜜 1 匙

其他材料：礦泉水 150cc

作　　法：1.梨子洗淨去皮、去籽、切丁；花椰菜洗淨切丁；萵苣洗
　　　　　　　淨切小段。

　　　　　　2.將步驟 1 的材料放入果汁機，加入 200cc 礦泉水打成
　　　　　　　汁，濾渣後加入蜂蜜，即可飲用。

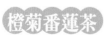

關鍵材料：貫葉連翹 3g 、西番蓮 3g

其他材料：橙皮 3g 、洋甘菊 3g

作　　法：1.將貫葉連翹、西番蓮、橙皮及洋甘菊放入茶壺中。

　　　　　　2.將煮沸的熱水緩緩地倒入茶壺裡。

　　　　　　3.燜 3 至 5 分鐘後，使用濾茶網，到入飲杯中即可。

改善坐骨滑液囊炎的藥方

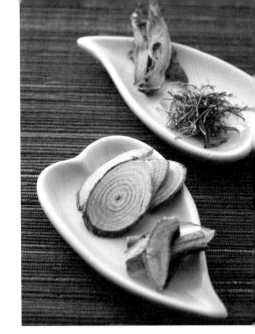

關鍵藥材：桑寄生 4 錢、秦艽 2 錢、松節 2 錢、細辛 0.5 錢

其他藥材：生白芍 4 錢、獨活 3 錢、茯苓 3 錢、川烏 1 錢。怕冷者加荊防，發熱者加銀花，尿少者加赤苓豬苓

服　　法：藥材以水 500cc 合煎成 300cc，去渣飲汁。早晚飯後各一次溫服。

避服時段：中午 11 點至下午 2 點

曲 醫師的叮嚀

生活習慣方面

- 若出現症狀，就應避免讓發炎狀況更加嚴重，除了暫停爬樓梯或爬坡外，還需要充分休息、冰敷，當疼痛緩解後，可以利用坐姿或仰躺姿勢做些伸展運動，因疼痛而緊繃的肌肉可以放鬆，對滑液囊的壓力也可減輕。

- 選擇適合的椅子，也是久坐一族避免坐骨滑液囊炎的方式之一。椅面必須可以均勻分散上半身重量，才能減輕久坐時的不適。而椅墊材質必須是軟質且有彈性，厚度必須要達 2 公分以上，椅面符合臀部形狀。

飲食方面

- **梨子**：可增加心肌活力，改善坐骨神經痛。
- **花椰菜**：可預防骨質疏鬆、增強抵抗力、促進髖部骨骼發育。
- **萵苣**：可消除水腫、促進人體新陳代謝、淨化身體、穩定情緒、改善心肌功能。
- **蜂蜜**：可補中益氣、止痛，具有緩和頸肩酸痛、解毒潤燥的雙向功能。
- **貫葉連翹**：可改善臀部及工作過度引起的坐骨滑液囊炎疼痛症狀。
- **西番蓮**：具消炎和抗痙攣之作用，對改善滑液囊炎、頸肩臂痛有良好功效。

坐骨滑液囊炎

臀及大腿

彈響髖關節

【症狀與成因】

　　彈響髖關節好發於活動力比較強的年輕人身上，患者於走路、爬樓梯的時候，會聽見髖關節「劈啪」作響，並且有疼痛緊繃的感覺，大腿骨好像要脫臼似的，這是因為患者大腿外側或內側的肌肉太緊、滑囊發炎，或是髖關節的軟骨受傷所導致。

　　彈響髖關節容易合併股骨粗隆滑囊炎，症狀容易出現走路、翹腳時大腿內側會痛，從椅子起身鼠蹊部會痛，早上起床、睡覺翻身都容易造成患者感覺不適。

【穴位按摩】

腳部： 梁丘

位置： 膝蓋骨外上角上方 3 指幅寬度的凹陷處，左右各一穴。

功效： 預防髖關節做彎曲動作時，大腿外側肌膜或是大臀肌之纖維化。

手法： 用雙手的中指或食指重壓，做順時鐘旋轉按摩。

時間： 1 次按摩 6 秒鐘。

次數： 連續按摩 20 至 30 次。

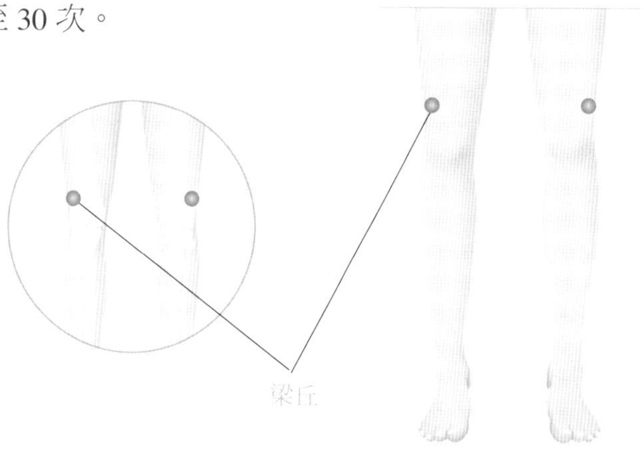

梁丘

【穴位按摩】

身體： 居髎

位置：髂前上棘與股骨大轉子最高點連線中點，左右各一穴。

功效：減輕走路、爬樓梯時髖關節會「劈啪」作響及卡住的感覺。

手法：用中指或食指中壓，做順時鐘旋轉
　　　　按摩。

時間：1 次按摩 6 秒鐘。

次數：連續按摩 15 次。

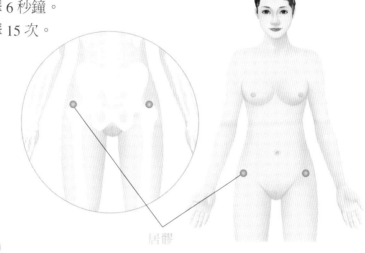

居髎

【穴位按摩】

身體： 秩邊

位置：臀部薦椎骶骨孔下方旁開 4 指幅寬處，左右各一穴。

功效：減輕髖關節因滑囊發炎有疼痛緊繃
　　　　的感覺。

手法：雙手握拳用拳背或手掌，做順時鐘
　　　　旋轉按摩。

時間：1 次按摩
　　　　6 秒鐘。

次數：連續按摩
　　　　15 次。

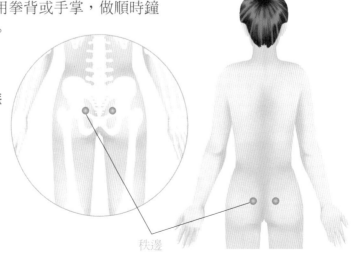

秩邊

157

【穴位按摩】

耳部： 臀

位置：耳殼內側面，耳舟隆起下
段，折耳向前，耳舟隆起尖
端至耳舟隆起下端，與耳垂
交界處，折爲十等分，下十
分之一點偏外側。左右耳殼
各一穴。

功效：改善髖關節的軟骨受傷所導
致的疼痛緊繃。

手法：用拇指與食指扣住左右搓揉
按壓。

時間：1 次按揉 2 至 3 秒鐘。

次數：反覆按摩 20 至 36 次。

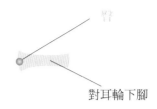

對耳輪下腳

【飲食調理】

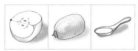

蜜梨奇異果汁

關鍵材料：梨子 1 顆、奇異果 1 顆、蜂蜜 1 匙

其他材料：蘋果半顆、礦泉水 200cc

作　　法：1.梨子、蘋果洗淨去皮、去籽、切丁；奇異果去皮切丁。
　　　　　2.將步驟 1 的材料放入果汁機，加入 200cc 礦泉水打成
　　　　　　汁，濾渣後加入蜂蜜，即可飲用。

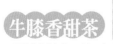

牛膝香甜茶

關鍵材料：牛膝草 3g

其他材料：甜橙 2g 、迷迭香 2g

作　　法：1.將牛膝草、甜橙及迷迭香放入茶壺中。
　　　　　2.將煮沸的熱水緩緩地倒入茶壺裡。
　　　　　3.燜 3 至 5 分鐘後，使用濾茶網，倒入飲杯中即可。

改善彈響髖關節的藥方

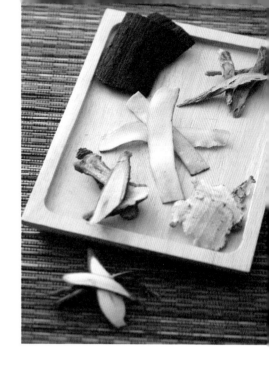

關鍵藥材：獨活 3 錢、一條根 3 錢、桑寄生
2 錢、杜仲 2 錢、秦艽 2 錢、芍
藥 2 錢

其他藥材：細辛 0.4 、茯苓 2 錢、熟地黃 2
錢、防風 2 錢、牛膝 2 錢、當歸
1 錢、生薑 1 錢、甘草 1 錢

服　　法：藥材以水 500cc 合煎成 300cc，
去渣飲汁。早晚飯後各一次溫
服。

避服時段：中午 11 點至下午 2 點

曲 醫 師 的 叮 嚀

生活習慣方面

- 彈響髖關節是局部肌肉已纖維化，
  所以在進行治療的療程需要較長的
  時間，患者須有耐心及恆心做持續
  的治療。做屈膝運動不只是矯正股
  關節角度異常最好的運動，也是強
  壯萎縮肌肉的好方法，對纖維化的
  肌肉也有活化的功能。

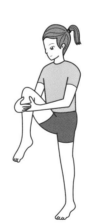

◆「屈膝運動」
除了可矯正髖
關節角度，也
能活化肌肉

飲食方面

- **梨子**：可增加心肌活力，改善髖關
  節不適。

- **奇異果**：可改善坐骨神經痛；但因性寒，脾胃虛寒而常腹瀉者不可
  多食。

- **蜂蜜**：可補中益氣、止痛，具有緩和頸肩酸痛、解毒潤燥的雙向功
  能。

- **牛膝草**：香氣獨特，可解除髖關節疼痛或緊繃的現象，對於疼痛有
  改善效果。

臀及大腿

退化性髖關節炎

【症狀與成因】

　　髖關節位於大腿骨和骨盤之間，是人體最大的承重關節。主要是因老化或創傷所引起，有些人較容易產生退化性關節炎，是因為膠原蛋白構造上的異常，使得他的關節軟骨特別容易退化。而有些人有先天性髖關節半脫位，年紀大時也容易發生退化性關節炎。

　　疼痛的部位主要出現在大腿與鼠蹊部的前面。有些病人的疼痛會出現在臀部或是大腿的外側，甚至會放射到大腿的下半部與膝關節。開始的時候，只有在運動過後才會疼痛，之後漸漸地，疼痛的情形越來越嚴重，甚至休息或睡覺的時候也會痛。既使休息一段時間也不會使症狀改善，有時病人也會因疼痛而由睡夢中醒來。疾病繼續進行時會造成髖關節活動不良或行走時一跛一跛的，但有的病人卻只有跛行的現象而一點都感覺不到疼痛。

【穴位按摩】

身體： 　**大腸俞**

位置： 第四腰椎下方的左右腰股上端連接線上，同時距離腰椎骨二指寬度外側，左右各一穴。

功效： 減輕膝部與髖部關節的疼痛、僵硬病變現象。

手法： 用拳背左右搓揉或順時針旋轉按摩。

時間： 1 次按摩 6 秒鐘。

次數： 連續按摩 15 次。

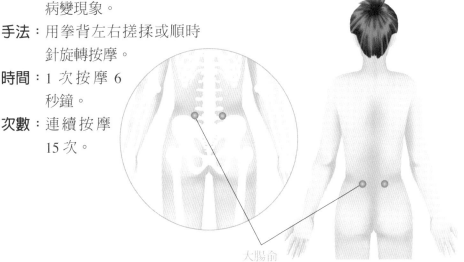

大腸俞

【穴位按摩】

身體： 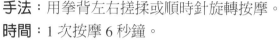 八髎

位置： 尾椎骨兩側各有四個骶骨孔，上髎在第一後骶骨孔，次髎在第二後骶骨孔，中髎在第三後骶骨孔，下髎在第四後骶骨孔處，左右各四穴，故稱八髎穴。

功效： 加強關節機能，減輕因髖關節炎放射到大腿的下半部與膝關節的疼痛。

手法： 用拳背左右搓揉或順時針旋轉按摩。

時間： 1 次按摩 6 秒鐘。

次數： 連續按摩 15 次。

八髎

【穴位按摩】

腳部： 委中

位置： 坐姿，將小腿伸直，於膝蓋正後方膝橫紋的中點處，左右各一穴。

功效： 改善疾病造成活動不良或行走時一跛一跛情形。

手法： 用雙手的中指或食指重壓，做順時鐘旋轉按摩。

時間： 1 次按摩 6 秒鐘。

次數： 連續按摩 20 至
　　　　 30 次。

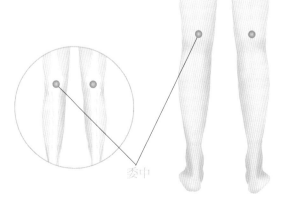

委中

161

【穴位按摩】

耳部：　神門

位置：三角窩處，對耳輪上、下腳分
　　　叉處，偏對耳輪上腳之下三分
　　　之一點。左右耳殼各一穴。

功效：提升身體機能，避免因老化或
　　　創傷產生退化性關節炎。

手法：用拇指與食指扣住左右搓揉按
　　　壓。

時間：1 次按揉 2 至 3 秒鐘。

次數：反覆按摩 20 至 36 次。

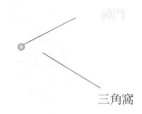

神門

三角窩

【飲食調理】

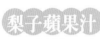 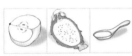

關鍵材料：梨子 1 顆、火龍果半顆、蜂蜜 2 大匙

其他材料：蘋果 1 個、礦泉水 150cc

作　　法：1.梨子、蘋果洗淨去皮、去籽、切小塊；火龍果洗淨、去
　　　　　　皮、切小塊。
　　　　　2.將步驟 1 的材料放入果汁機，加入 200cc 礦泉水打成
　　　　　　汁，濾渣後加入蜂蜜，即可飲用。

關鍵材料：桔梗 10g

其他材料：甜橙 10g

作　　法：1.將桔梗、甜橙放入茶壺中。
　　　　　2.將煮沸的熱水緩緩地倒入茶壺裡。
　　　　　3.燜 3 至 5 分鐘後，使用濾茶網，倒入飲杯中即可。

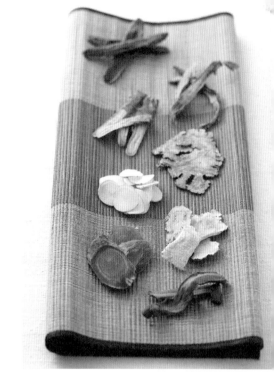

改善退化性髖關節炎的藥方

關鍵藥材：人參2錢、秦艽2錢、炙耆2錢、獨活2錢、川芎2錢、防風2錢、白芍2錢、骨碎補2錢

其他藥材：杜仲3錢、茯苓3錢、當歸2錢、牛膝2錢、細辛2錢、生地黃2錢、六汗2錢、甘草1錢、生薑1錢、大棗1錢

服　　法：藥材以水500cc合煎成300cc，去渣飲汁。早晚飯後各一次溫服。

避服時段：中午11點至下午2點

曲 醫師的叮嚀

生活習慣方面

- 避免長時間的站或走，活動後應適度休息。必要時應使用柺杖或助行器，分散關節負擔，減輕受損關節的壓力。保護關節，避免蹲、跪或登山，以減少膝關節的負荷與磨損；提重物時保持背部直立，使用大關節做支撐，把重量分散在幾個關節；拿取低處的物品時，彎膝蓋和髖關節，盡量不要只彎腰。

飲食方面

- **梨子**：可增加心肌活力，改善退化性髖關節炎造成的疼痛。
- **火龍果**：清熱涼血、可堅固骨骼強化肘關節，性涼，體質虛寒者不宜多食。
- **蜂蜜**：可補中益氣、止痛，具有緩和頸肩酸痛、解毒潤燥的雙向功能。
- **桔梗**：具有開提氣血的功效，增進髖部氣血活絡。

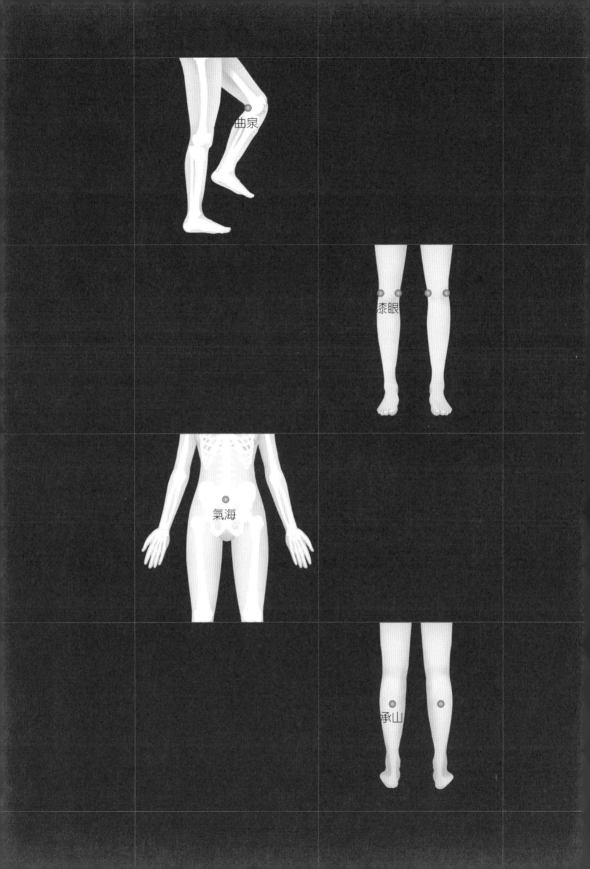

改善「膝及小腿」關節酸痛

- ● 膝關節肌腱炎
  手部穴位：曲池　　腳部穴位：血海　　腳部穴位：曲泉　　耳部穴位：膝

- ● 膝關節髕骨軟骨軟化症
  腳部穴位：膝眼　　腳部穴位：鶴頂　　腳部穴位：陽陵泉　耳部穴位：皮質下

- ● 膝關節退化性關節炎
  腳部穴位：委陽　　腳部穴位：梁丘　　腳部穴位：三陰交　身體穴位：氣海

- ● 脛骨結節骨凸炎
  腳部穴位：陰陵泉　腳部穴位：足三里　腳部穴位：承山　　耳部穴位：膝關節

膝及小腿

膝關節肌腱炎

【症狀與成因】

　　「膝關節肌腱炎」又名「伸展肌肌腱炎」，常發生在四十歲以下的年輕人，通常是在運動後，特別是跳躍運動；或是平時不運動，突然做較劇烈的運動後。老年人也可能因為舉起較重的物品而拉傷或是改變運動的程度而引起。「膝關節肌腱炎」的特徵是膝蓋前面發生疼痛，病患通常可以指出疼痛點，疼痛通常出現在運動之後或是運動完要坐下來的時候。有些人是在坐久、蹲久或跪久了之後才感到疼痛，當然上下樓梯、跑步及跳躍也會使疼痛加劇。

　　觸摸時可以發現四頭肌肌腱或膝蓋韌帶與骨頭交界的地方會痛，有時會有發熱、腫脹及軟組織的摩擦聲。膝蓋骨與膝蓋韌帶的下方會腫脹，但關節的活動範圍正常，可是如果要對抗外力做伸展的動作則會產生劇烈的疼痛，如果症狀持續很久則會造成肌肉萎縮。

【穴位按摩】

手部： 曲池

位置：曲肘九十度於肘橫紋外側凹陷處，左右各一穴。

功效：減輕運動拉傷肌肉造成的發炎疼痛。

手法：用拇指重壓，做順時鐘旋轉按摩。

時間：1 次按摩 6 秒鐘。

次數：連續按摩 20 至 30 次。

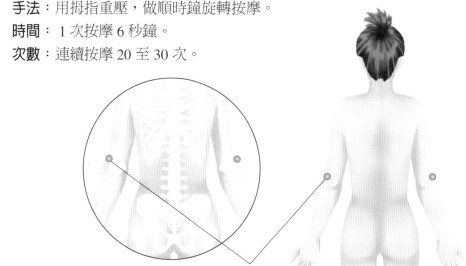

曲池

【穴位按摩】

腳部： 血海

位置： 膝蓋骨內緣往上 3 指幅寬處，左右各一穴。

功效： 減輕發炎與恢復正常肌肉的運作。

手法： 用雙手的拇指重壓，做順時鐘旋轉按摩。

時間： 1 次按摩 6 秒鐘。

次數： 連續按摩 20 至 30 次。

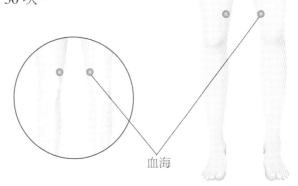

血海

【穴位按摩】

腳部： 曲泉

位置： 腳盡量伸直，膝蓋內側會產生凹陷，曲泉在此凹陷處，左右各一穴。

功效： 改善緊張的肌肉，轉變成放鬆。

手法： 用拇指重壓，做順時鐘旋轉按摩。

時間： 1 次按摩 6 秒鐘。

次數： 連續按摩 20 至 30 次。

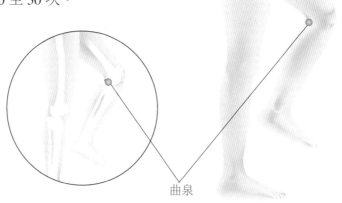

曲泉

167

【穴位按摩】

耳部：　膝

位置：耳殼外側面，對耳輪上腳
　　　起始部近耳舟側。左右耳
　　　殼各一穴。

功效：改善因肌肉疲勞引起的小
　　　腿痙攣。

手法：用拇指與食指扣住左右搓
　　　揉按壓。

時間：1 次按揉 2 至 3 秒鐘。

次數：反覆按摩 20 至 36 次。

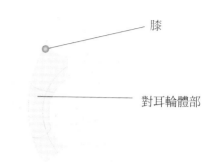

膝

對耳輪體部

【飲食調理】

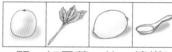

柳橙蔬果汁

關鍵材料：柳橙 2 顆、紅鳳葉 4 片、檸檬汁 1 中匙、蜂蜜 2 小匙

作　　法：1.將柳橙切半壓汁，紅鳳葉洗淨，放入果汁機中。

　　　　　2.再加入檸檬汁及蜂蜜一起攪打 1 分鐘，即可飲用。

升麻舒緩茶

關鍵材料：黑升麻 3g

其他材料：蒲公英 3g

作　　法：1.將黑升麻及蒲公英放入茶壺中。

　　　　　2.將煮沸的熱水緩緩地倒入茶壺裡。

　　　　　3.燜 3 至 5 分鐘後，使用濾茶網，倒入飲杯中即可。

改善膝關節肌腱炎的藥方

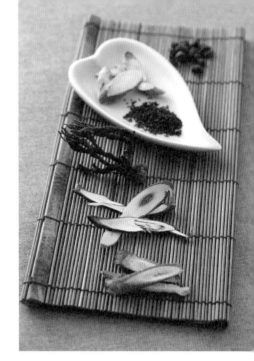

關鍵藥材：一條根 3 錢、海芙蓉 3 錢、牛奶
　　　　　埔 2 錢、桑寄生 2 錢、車前子 2
　　　　　錢、五靈脂 2 錢

其他藥材：白朮 2 錢、蒼朮 2 錢、青木瓜 2
　　　　　錢、狗脊 2 錢、宜梧 3 錢、烏藥
　　　　　2 錢、川紅花 1 錢、當歸 0.5 錢

服　　法：藥材以水 500cc 合煎成 300cc，
　　　　　去渣飲汁。早晚飯後各一次溫
　　　　　服。

避服時段：中午 11 點至下午 2 點

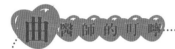

生活習慣方面

- 家中如果有關節炎的患者，要鼓勵他們多運動，因爲運動可以增加
  關節滑液的流動，加強肌肉、肌腱等支持的結構，和骨節囊的韌
  性，增加體能，同時情緒也會變好，睡眠自然充足且良好，減輕症
  狀的緊張度。我們要認識「越走越會走」的道理，因爲怕痛而不動
  反而會導致關節僵硬、萎縮；疼痛雖然可以用藥物控制，運動則要
  靠自己。

飲食方面

- **柳橙：**可消除過度疲勞、活化肝機能、改善膝關節肌腱發炎現象。
- **紅鳳菜：**可消腫、舒筋益骨、改善踝關節酸痛的症狀。
- **檸檬：**可防止動脈硬化、降血壓、紓解膝關節疼痛壓力；但胃潰
  瘍、經痛者不宜飲檸檬汁。
- **蜂蜜：**可補中益氣、止痛，具有緩和頸肩酸痛、解毒潤燥的雙向功
  能。
- **黑升麻：**具有鎮痙、鎮定疼痛的作用，可有效緩解筋肉與神經的疼
  痛。對於風濕、氣管疾病都有不錯的療效。

膝及小腿

膝關節髕骨軟骨軟化症

【症狀與成因】

　　這是一種常見的膝蓋疼痛症，大多是因膝蓋使用不當，造成髕骨厚軟骨磨損發炎。形成原因，主要跟髕骨的結構及排列有關，不良的髕骨排列會讓髕骨周圍的拉力不平衡，造成髕骨脫軌，脫軌後，髕骨下方的軟骨就容易受到磨損。若再加上膝關節受力增加，如跑步、跳躍、爬山、爬樓梯等，則髕骨下方軟骨壓力增大，過大的壓力會使膝蓋軟骨磨擦股骨下端的軟骨而受損，繼而出現退化造成膝蓋疼痛及膝關節無力的現象，形成「膝關節髕骨軟骨軟化症」。好發於長時間使用膝關節的運動員、習慣穿高跟鞋的女性（穿高跟鞋上下樓梯，髕骨面上所受的力量可達體重的7至9倍！），或是40至50歲左右的婦女。

　　先期症狀不明顯，通常只會感到膝蓋前方微痛，一陣子之後就會感覺到每當膝蓋在彎曲及上下樓梯時，不但疼痛加劇且會有無力感出現，偶爾膝蓋彎曲時有摩擦聲，嚴重時膝關節會有腫脹、僵化、持續疼痛和肌肉萎縮情形出現，甚至會出現髕骨外翻的情形。

【穴位按摩】

腳部： 膝眼

位置：坐在椅子上時，在膝蓋骨正下方側兩側的凹陷處，左右各二穴。

功效：促進足部血液循環、緩和膝蓋疼痛。

手法：用雙手的拇指重壓，做順時鐘旋轉按摩。

時間： 1 次按摩 6 秒鐘。

次數：連續按摩 20 至 30 次。

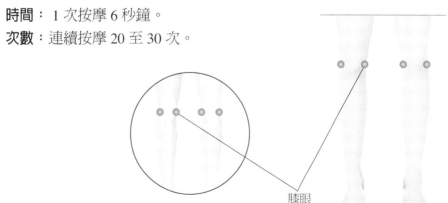

膝眼

【穴位按摩】

腳部： 鶴頂

位置： 在膝上部，髕底的中點上方凹陷處，左右各一穴。

功效： 有效改善膝蓋疼痛及減輕運動傷害。

手法： 用拇指重壓，做順時鐘旋轉按摩。

時間： 1 次按摩 6 秒鐘。

次數： 連續按摩 20 至 30 次。

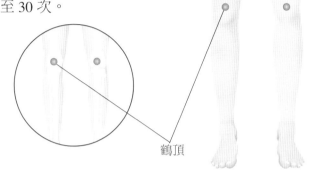

鶴頂

【穴位按摩】

腳部： 陽陵泉

位置： 曲膝，在膝蓋外側下方會按到一小圓凸骨，於此骨下方凹陷處，左右各一穴。

功效： 增加細胞代謝，補充所需膠原蛋白素。

手法： 用拇指重壓，做順時鐘旋轉按摩。

時間： 1 次按摩 6 秒鐘。

次數： 連續按摩 20 至 30 次。

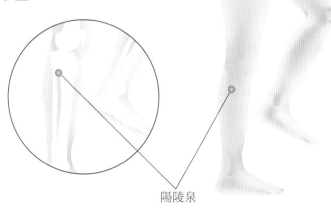

陽陵泉

171

【穴位按摩】

耳部： **皮質下**

位置：對耳屏的內側面（內壁），
　　　對耳屏邊緣下三分之一的
　　　內側面中點處。左右耳殼
　　　各一穴。

功效：緩和膝蓋疼痛、筋骨酸痛
　　　現象。

手法：用拇指與食指扣住左右搓
　　　揉按壓。

時間：1 次按揉 2 至 3 秒鐘。

次數：反覆按摩 20 至 36 次。

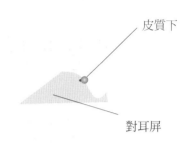

皮質下

對耳屏

【飲食調理】

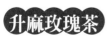

柳橙草莓汁

關鍵材料：柳橙 1 顆、草莓 4 顆、檸檬 1/4 個

其他材料：蘋果 1/2 個、鳳梨 60g

作　　法：1.柳橙及檸檬分別壓汁。

　　　　　2.草莓洗淨去蒂；蘋果洗淨去皮、去籽、切塊；鳳梨洗淨
　　　　　　去皮、切塊後，一起放入果汁機中打勻。

　　　　　3.再加入柳橙汁及檸檬汁調勻，即可飲用。

升麻玫瑰茶

關鍵材料：黑升麻 3g

其他材料：玫瑰 2g 、檸檬皮 2g

作　　法：1.將黑升麻、玫瑰、檸檬皮放入茶壺中。

　　　　　2.將煮沸的熱水緩緩地倒入茶壺裡。

　　　　　3.燜 3 至 5 分鐘後，使用濾茶網，倒入飲杯中即可。

改善膝關節髖骨軟骨軟化症的藥方

關鍵藥材：薏苡仁 3 錢、羌活 3 錢、牛膝 2 錢、炙甘草 1 錢

其他藥材：白朮 3 錢、芍藥 3 錢、當歸 2.5 錢、生薑 1 錢

服　　法：藥材以水 500cc 合煎成 300cc，去渣飲汁。早晚飯後各一次溫服。

避服時段：中午 11 點至下午 2 點

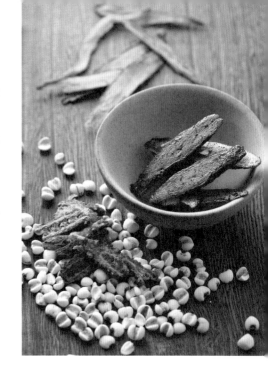

曲 醫 師 的 叮 嚀

生活習慣方面

- 盡量減少蹲、跪、上下樓梯等活動，也避免髖骨關節直接衝撞的運動。久站後起身時，須以手臂支撐以減少膝蓋的負擔。
- 婦女朋友對骨鈣質的吸收應特別注意，平時清潔打掃或必須在地面工作時，避免蹲跪姿過久，最好能以坐小凳代替減輕膝關節囊之壓力，穿著有鞋跟的鞋子也能減輕膝關節之壓力。

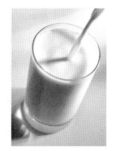

◆平時就要多多補充鈣質

飲食方面

- **柳橙**：可消除疲勞、改善肝機能、減輕膝關節囊的壓力。
- **草莓**：可以排除菸毒、改善頸部僵硬漫延至膝關節所引起的關節炎痛楚現象。
- **檸檬**：可防止動脈硬化、降血壓、紓解膝關節疼痛壓力；但胃潰瘍、經痛者不宜飲檸檬汁。
- **黑升麻**：具有鎮痙、鎮定疼痛的作用，可有效緩解筋肉與神經的疼痛。對於風濕、氣管疾病都有不錯的療效。

膝及小腿

膝關節退化性關節炎

【症狀與成因】

　　「膝關節退化性關節炎」並非實質上的發炎，主要是退行性變化，特別是關節軟骨的老化，又稱「骨關節炎」，代表關節的衰老故又稱「老年性關節炎」。是一種隨著年齡逐漸惡化的關節疾病。

　　由於膝關節長期使用，日子一久造成膝關節面的軟骨磨損，膝關節囊的潤滑液變少，導致膝關節疼痛、腫脹、無力、坐蹲困難。剛開始活動時疼痛加劇，活動持續一段時間疼痛會逐漸減輕，但活動久了又會加重。初期症狀是呈現鈍痛或酸痛，以發生在膝關節內側較常見，或附近的肌肉變緊，關節活動範圍減少，上下樓梯感到疼痛，休息後感覺關節僵硬，勞動過度或氣候變化均感膝痛加重。更嚴重的情況會造成膝關節內彎，甚至呈現O型腿的現象，使得走路產生困難。好發於與過度工作、肥胖、個人體質、五十歲以後或關節曾受過傷。

【穴位按摩】

腳部： 委陽

位置：委中穴外開一拇指寬，左右各一穴。

功效：可緩和膝蓋周圍的疼痛與筋骨酸痛。

手法：用雙手的中指或食指重壓，做順時鐘旋轉按摩。

時間：1 次按摩 6 秒鐘。

次數：連續按摩 20 至 30 次。

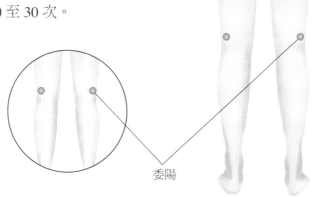

委陽

【穴位按摩】

腳部： 梁丘

位置： 膝蓋骨外上角上方 3 指幅寬度的凹陷處，左右各一穴。

功效： 預防膝蓋肌腱局部循環不良的結果所引起的肌腱炎。

手法： 用雙手的中指或食指重壓，做順時鐘旋轉按摩。

時間： 1 次按摩 6 秒鐘。

次數： 連續按摩 20 至 30 次。

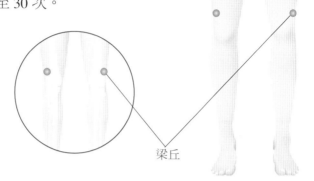

梁丘

【穴位按摩】

腳部： 三陰交

位置： 腳部內踝骨中點上 4 指幅寬，脛骨後緣處，左右各一穴。

功效： 抑制肌腱受傷所引起的不良免疫性，或新陳代謝的反應而產生發炎的現象。

手法： 可用盤坐姿式，同側拇指順時鐘旋轉按摩。

時間： 1 次按摩 6 秒鐘。

次數： 連續按摩 2 0 至 30 次。

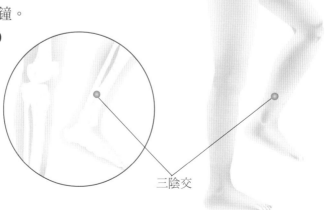

三陰交

175

【穴位按摩】

身體： 氣海

位置：肚臍下兩指幅橫寬處。

功效：舒緩運動過度傷害引起的關節疼痛。

手法：用雙手的中指或食
　　　指中壓，做順時
　　　鐘旋轉按摩。

時間：1 次按摩 6
　　　秒鐘。

次數：連續按摩
　　　15 次。

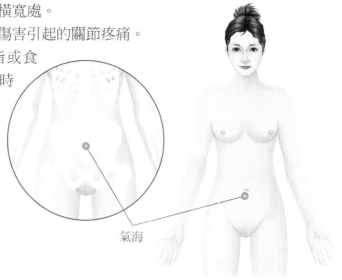

氣海

【飲食調理】

 柳橙鮮果汁

關鍵材料：柳橙 1 顆、草莓 4 顆、奇異果 1 顆、蜂蜜 1 匙

其他材料：蘋果 1/2 個、礦泉水 200cc

作　　法：1.將柳橙壓汁；草莓洗淨去蒂、切丁；奇異果洗淨去皮、
　　　　　　切丁；蘋果洗淨去皮、去籽、切丁。

　　　　　2.將步驟 1 的材料放入果汁機，加入 200cc 礦泉水打成
　　　　　　汁，濾渣後加入蜂蜜，即可飲用。

 香菊檸檬茶

關鍵材料：繡線菊 3g

其他材料：檸檬皮 3g

作　　法：1.將繡線菊及檸檬皮放入茶壺中。

　　　　　2.將煮沸的熱水緩緩地倒入茶壺裡。

　　　　　3.燜 3 至 5 分鐘後，使用濾茶網，倒入飲杯中即可。

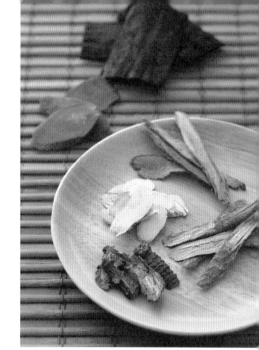

改善膝關節退化性關節炎的藥方

關鍵藥材：防風 3 錢、羌活 3 錢、人參 3
　　　　　錢、牛膝 2 錢、黑北仲 2 錢、生
　　　　　薑 1 錢

其他藥材：白朮 3 錢、川芎 2.5 錢、白芍藥
　　　　　2 錢、香附子 2 錢、熟地黃 2
　　　　　錢、晉耆 2 錢、當歸 2 錢、炙甘
　　　　　草 1 錢

服　　法：藥材以水 500cc 合煎成 300cc，
　　　　　去渣飲汁。早晚飯後各一次溫
　　　　　服。

避服時段：中午 11 點至下午 2 點

曲 醫 師 的 叮 嚀

生活習慣方面

• 平日運動則以游泳、騎腳踏車等非負重的
　運動代替。下肢承受重量的運動，如爬
　山、上下樓梯……等，反而容易造成關
　節磨損或發炎。

• 除了注意體重的控制，配合攝取鈣質和膠
　質含量較豐富的食物之外，最好能做適量
　的大腿肌力強化運動，特別是不需負重的
　腳踏車、游泳等活動，為了增加關節活動
　度及肌肉柔軟度，拉筋運動也很重要。

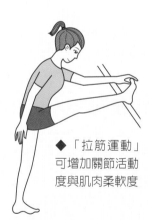

◆「拉筋運動」
可增加關節活動
度與肌肉柔軟度

飲食方面

• **柳橙**：可消除疲勞、改善肝機能、減輕膝關節囊的壓力。

• **草莓**：可排除菸毒、治痛風，改善脛骨結節骨凸炎所引起的痛楚。

• **奇異果**：對關節不適症狀有改善作用；但因性寒，脾胃虛寒而常腹
　瀉者不可多食。

• **蜂蜜**：可補中益氣、止痛，具有緩和頸肩酸痛、解毒潤燥的雙向功
　能。

• **繡線菊**：可促進氣血運行，緩和悶痛和腳部關節炎症狀。

膝 及 小腿

脛骨結節骨凸炎

【症狀與成因】

「脛骨結節骨凸炎」指的是發生在膝蓋肌腱（膝蓋肌腱發生局部的變性退化發炎）及其附著在膝蓋骨下緣的肌腱纖維斷裂的疼痛，最常出現於跳躍項目運動選手，如籃球、排球或跳遠與三級跳遠的選手身上，又稱「跳躍膝」，也有稱「奧斯古許拉特疾病」(Osgood-Schlatter disease)。依肌腱炎程度，大致可以分為四個時期：

- **第一期**：最輕度的，只有跑跳之後才會出現膝痛，因此不影響其運動情形。
- **第二期**：稍微嚴重一點，在跑跳當中就會出現膝痛，停止運動後仍然會疼痛，但這種疼痛並不是很嚴重，因此仍然具有運動能力。
- **第三期**：較嚴重的，膝痛在跑跳時出現，即使停止運動之後仍然會痛，且疼痛程度已經嚴重到無法保持原來的運動能力。因此，大部分這時候的病人才會求醫。
- **第四期**：最嚴重的，也是膝蓋肌腱已經出現斷裂情形，這往往是第三期的肌腱炎沒有治療或治療不當的結果。

【穴位按摩】

腳部： 陰陵泉

位置：沿著膝蓋下方，脛骨內側踝下凹陷處，左右各一穴。

功效：促進足部血液循環，舒緩膝蓋酸痛。

手法：手掌攤開，虎口靠著小腿，以姆指按壓，做順時鐘旋轉按摩。

時間：1次按摩6秒鐘。

次數：連續按摩20至30次。

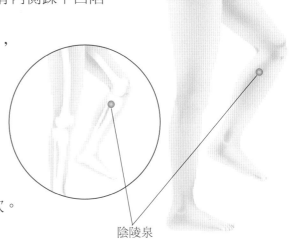

陰陵泉

【穴位按摩】

腳部： 足三里

位置：從膝蓋外側直下取四指幅寬度，並交會於脛骨外側一姆指寬度
　　　處，左右各一穴。

功效：加強血液循環，緩和上半身疼痛，讓身體變得舒適。

手法：用拇指重壓，做順時鐘旋轉按摩。

時間： 1 次按摩 6 秒鐘。

次數：連續按摩 20 至 30 次。

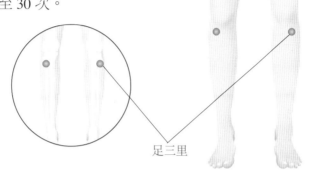

足三里

【穴位按摩】

腳部： 承山

位置：將腳尖向上抬起，於小腿肚下方，會呈現人字紋的頂端凹陷處，
　　　左右各一穴。

功效：減輕膝關節疼痛、腫脹、無力、坐蹲困難種種情形。

手法：用同側的拇指重壓，做順時鐘旋轉按摩。

時間： 1 次按摩 6 秒鐘。

次數：連續按摩 20 至
30 次。

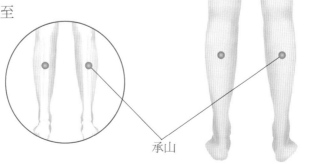

承山

179

【穴位按摩】

耳部： 膝關節

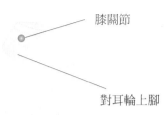

膝關節

對耳輪上腳

位置：對耳輪上腳的中點處。左右
耳殼各一穴。

功效：有效改善腿部無力與腳部麻
痺現象。

手法：用拇指與食指扣住左右搓揉
按壓。

時間：1 次按揉 2 至 3 秒鐘。

次數：反覆按摩 20 至 36 次。

【飲食調理】

柳橙木瓜汁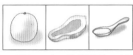

關鍵材料：柳橙 2 顆、木瓜半顆、蜂蜜 1 匙

其他材料：蘋果 1/2 個、礦泉水 200cc

作　　法：1.將柳橙壓汁；木瓜、蘋果分別洗淨去皮、去籽、切丁。

　　　　　2.將步驟 1 的材料放入果汁機，加入 200cc 礦泉水打成
　　　　　　汁，濾渣後加入蜂蜜，即可飲用。

牛蒡香菊茶

關鍵材料：牛蒡根 3g 、繡線菊 3g

其他材料：洋甘菊 3g

作　　法：1.將牛蒡根、繡線菊及洋甘菊放入茶壺中。

　　　　　2.將煮沸的熱水緩緩地倒入茶壺裡。

　　　　　3.燜 3 至 5 分鐘後，使用濾茶網，倒入飲杯中即可。

改善脛骨結節骨凸炎的藥方

關鍵藥材：當歸2錢、黃芩2錢、蒼术2
錢、知母2錢、澤瀉2錢、威
靈仙2錢

其他藥材：羌活2錢、防風2錢、甘草
0.6錢

服　　法：藥材以水500cc合煎成
300cc，去渣飲汁。早晚飯後
各一次溫服。

避服時段：中午11點至下午2點

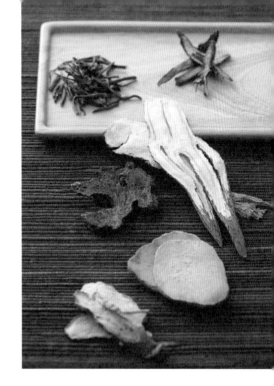

曲 醫師的叮嚀

生活習慣方面

- 避免做一些會產生疼痛的動作，例如
上下樓梯、跑步……等。平時用一
隻手抵住牆壁，以支撐身體，另一隻
手則抓住同腳，往後拉，藉由屈曲的
膝蓋關節向後牽引的作用力量，使得
大腿四頭筋能因而伸直的訓練，為預
防此病症的良方。

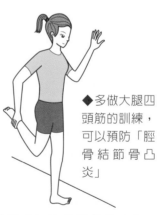

◆多做大腿四
頭筋的訓練，
可以預防「脛
骨結節骨凸
炎」

飲食方面

- **柳橙**：可消除疲勞、改善肝機能、減
輕膝關節囊的壓力。
- **木瓜**：有解熱、散瘀的功能，可改善膝關節退化性關節炎的現象。
- **蜂蜜**：可補中益氣、止痛，具有緩和頸肩酸痛、解毒潤燥的雙向功
能。
- **牛蒡根**：可改善關節炎、增強大腿活動力、舒緩膝關節炎的不舒
適。
- **繡線菊**：可促進氣血運行，緩和悶痛和腳部關節炎症狀。

踝

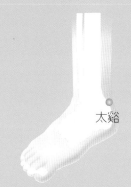

太谿

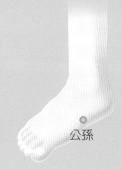

公孫

[第 **10** 章]

改善「足踝」關節酸痛

● **踝關節痛**
　　手部穴位：前頭點　手部穴位：踝點　　腳部穴位：解谿　　耳部穴位：踝

● **腳底痛**
　　手部穴位：合谷　　腳部穴位：太谿　　身體穴位：天柱　　耳部穴位：跟

● **拇趾外翻**
　　腳部穴位：商丘　　腳部穴位：公孫　　腳部穴位：行間　　耳部穴位：趾

足踝

踝關節痛

【症狀與成因】

　　臨床上，踝關節扭傷最為常見，佔全身關節扭傷約 80% 以上，可發生於任何年齡，青壯年活動多，運動量大，所以發病也最多。行走不平的道路，踩進坑洞裡；上下階梯時不認踩空；從高處墜落；或騎車跌倒；跳躍搶籃板時身體重心失去平衡等，都可能使踝關節受傷。

　　損傷輕者，僅局部腫脹；損傷重者，整個腳至小腿關節均有可能出現腫脹，不能行走或尚可勉強走路，傷足不敢用力著地，活動時疼痛會加劇。局部可出現青紫瘀斑，有明顯壓痛，壓痛點與受傷韌帶相對應，受傷的部位絕大多數位於韌帶附著處。

【穴位按摩】

手部： 前頭點

位置：手背食指背側橈側緣，食指成屈曲位，近側指節骨與中指節骨的指間關節部，左右各一穴。

功效：舒緩運動過度傷害引起的關節疼痛。

手法：以拇指及食指腹重壓，做順時鐘旋轉按摩。

時間：連續按摩 1 分鐘。

次數：反覆按摩 20 至 30 次。

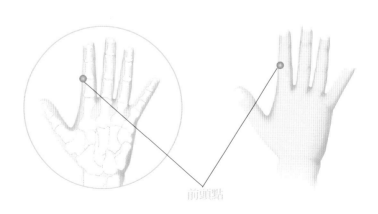

前頭點

【穴位按摩】

手部： 踝 點

位置：手背拇指掌指關節內側靠近赤白肉處的穴位，左右各一穴。

功效：改善血液流通不良所致的筋骨酸痛。

手法：用拇指重壓，做順時鐘旋轉按摩。

時間： 1 次按摩 6 秒鐘。

次數：連續按摩 20 至 30 次。

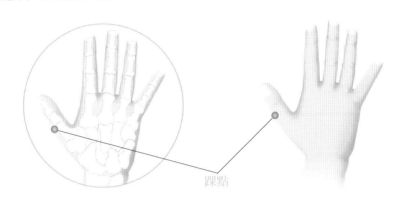

踝點

【穴位按摩】

腳部： 解 谿

位置：位於足踝關節前面中央的足踝凹陷處，左右各一穴。

功效：改善踝關節受傷後，踝部會出現腫脹、疼痛，功能障礙現象。

手法：用拇指重壓，做順時鐘旋轉按摩。

時間： 1 次按摩 6 秒鐘。

次數：連續按摩 20 至 30 次。

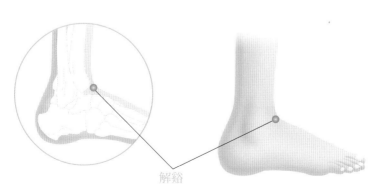

解谿

【穴位按摩】

耳部： 踝

位置：對耳輪上腳近末端，與末
端內，外上方二點約成三
角形。左右耳殼各一穴。

功效：減輕踝關節行走跳躍時，
全身力量落於踝關節上的
疼痛。

手法：用拇指與食指扣住左右搓
揉按壓。

時間： 1 次按揉 2 至 3 秒鐘。

次數：連續按摩 20 至 36 次。

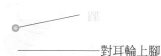

踝

對耳輪上腳

【飲食調理】

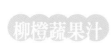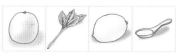

關鍵材料：柳橙 2 顆、紅鳳葉 4 片、檸檬汁 1 中匙、蜂蜜 2 小匙

作　　法： 1.將柳橙切半壓汁；紅鳳葉洗淨，放入果汁機中。

　　　　　 2.再加入檸檬汁及蜂蜜一起攪打 1 分鐘，即可飲用。

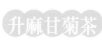

關鍵材料：黑升麻 3g

其他材料：洋甘菊 3g

作　　法： 1.將黑升麻、洋甘菊放入茶壺中。

　　　　　 2.將煮沸的熱水緩緩地倒入茶壺裡。

　　　　　 3.燜 3 至 5 分鐘後，使用濾茶網，倒入飲杯中即可。

關鍵藥材：白朮 2 錢、威靈仙 2 錢、防己
2 錢、黃柏 2 錢、桃仁 1 錢、
紅花 1 錢

其他藥材：牛膝 2 錢、羌活 2 錢、白芷 2
錢、茯苓 2 錢、甘草 1 錢

服　　法：藥材以水 5 0 0 c c 合 煎 成
300cc，去渣飲汁。早晚飯後
各一次溫服。

避服時段：中午 11 點至下午 2 點

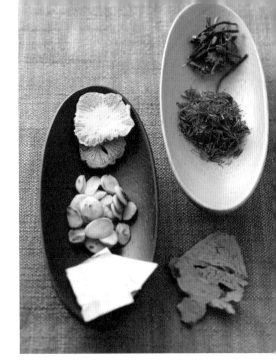

曲 醫 師 的 叮 嚀

生活習慣方面

• 受傷後，立刻休息、冰敷，用彈性繃帶壓迫患處，墊高足部。拿拐
杖幫忙走路，受傷的腳可完全不著地，或在不痛的範圍內略著地支
撐體重。用彈性繃帶包住受傷部位，不可太鬆或太緊，太鬆無效易
脫落，太緊腳趾會腫麻，妨礙血液循環。

飲食方面

• 柳橙：可消除過度疲勞、活化肝機能、改善膝關節肌腱發炎現象。
• 紅鳳菜：可消腫、舒筋益骨、改善踝關節酸痛的症狀。
• 檸檬：可防止動脈硬化、降血壓、紓解膝關節疼痛壓力；但胃潰
瘍、經痛者不宜飲檸檬汁。
• 蜂蜜：可補中益氣、止痛，具有緩和頸肩酸痛、解毒潤燥的雙向功
能。
• 黑升麻：具有鎮痙、鎮定疼痛的作用，可有效緩解筋肉與神經的疼
痛。對於風濕、氣管疾病都有不錯的療效。

踝
關
節
痛

187

足踝

腳底痛

【症狀與成因】

　　腳底痛的原因可大致分為三種：長期站立導致腳底承受過多壓力，腳底筋膜受到壓迫而致發炎；鞋子太硬，腳底直接接觸硬底而致發炎；腳底跟骨長骨刺，使足底筋膜受到骨刺摩擦刺激而引起筋膜炎。腳底筋膜炎大都與腳部活動量大增或負荷過重有關。所以腳底筋膜炎常發生於需要經常步行、站立、負重，及穿不適當鞋子的時候。

　　體重過重、穿高跟鞋、扁平足、過度行走等都可能引發腳底筋膜炎。最初是腳跟酸痛，但日積月累情況惡化，會在一早上起床，當腳跟一著地時痛得很厲害，而在步行了數分鐘後，痛會漸漸減退。雖然短暫的步行可以減輕腳跟的痛覺，但是當步行、站立或跑步的時間久了，痛楚又如影隨形的慢慢浮現。病情繼續發展，最終會引致足跟起骨刺，最後因行走時，為了避免腳跟疼痛而步姿相應地改變，腳部著力的不當，引致髖、膝、踝等關節產生毛病，下背痛、脊骨移位也是常常與長期腳底筋膜炎有關。

【穴位按摩】

手部： 合谷

位置：手背第二掌骨食指根部後方，橈側緣中點處，左右各一穴。

功效：促進氣血運行，讓血液循環和新陳代謝。

手法：用拇指重壓，做順時鐘旋轉按摩。

時間：連續按摩 1 分鐘。

次數：反覆按摩 20 至 30 次。

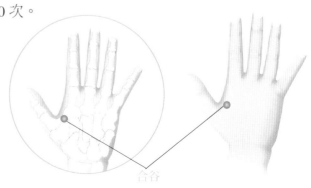

合谷

【穴位按摩】

腳部： 太谿

位置：內踝尖與腱之間凹陷中，左右各一穴。

功效：改善足部血液循環不良所致的酸痛麻。

手法：坐姿屈膝，用拇指或按摩棒凸端，順時鐘旋轉按摩。

時間： 1 次按摩 6 秒鐘。

次數：連續按摩 20 至 30 次。

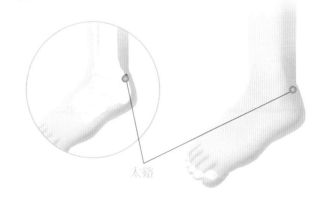

太谿

【穴位按摩】

身體： 天柱

位置：低頭於後頭部入髮際尾指橫寬，中線旁開約二指幅橫寬處，左右各一穴。

功效：改善腳底承受壓力，腳底筋膜受到壓迫而致發炎現象。

手法：用雙手的拇指輕壓，做順時鐘旋轉按摩。

時間： 1 次按摩 6 秒鐘。

次數：連續按摩 15 次。

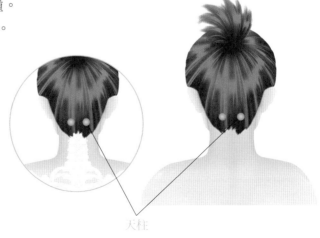

天柱

189

【穴位按摩】

耳部： 跟

位置：對耳輪上腳末端的內上方。左
右耳殼各一穴。

功效：減少因腳部著力的不當，引致
髖、膝、踝等關節產生毛病。

手法：用拇指與食指扣住左右搓揉按
壓。

時間：1 次按揉 2 至 3 秒鐘。

次數：連續按摩 20 至 36 次。

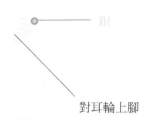

跟

對耳輪上腳

【飲食調理】

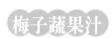

梅子蔬果汁

關鍵材料：梅子 6 顆、大番茄 2 個、梨子半顆、荷蘭芹 1 根、蜂蜜 2
匙

其他材料：礦泉水 150cc

作　　法：1.大番茄洗淨切塊；梨子洗淨去皮、去籽、切塊；荷蘭芹
洗淨切小段。

2.將步驟 1 的材料與梅子一起放入果汁機中，再加入蜂蜜
和礦泉水攪打 2 分鐘，濾渣後即可飲用。

繡線菊茶

關鍵材料：繡線菊 3g

其他材料：胡椒薄荷 3g

作　　法：1.將繡線菊、胡椒薄荷放入茶壺中。。

2.將煮沸的熱水緩緩地倒入茶壺裡。

3.燜 3 至 5 分鐘後，使用濾茶網，倒入飲杯中即可。

改善腳底痛的藥方

關鍵藥材：防風2錢、獨活2錢、蒼朮
2錢、牛膝2錢、木通2
錢、桃仁1錢

其他藥材：羌活2錢、防己2錢、威靈
仙2錢、茯苓2錢、紅花1
錢、甘草1錢

服　　法：藥材以水500cc合煎成
300cc，去渣飲汁。早晚飯
後各一次溫服。

避服時段：中午11點至下午2點

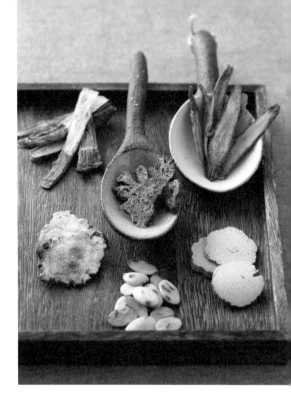

曲 醫師的叮嚀

生活習慣方面

- 有足底筋膜炎或腳部關節炎的人，更要避免久站、慢跑或走太久，
最好選擇一雙軟硬適中、支撐性好的鞋子來穿。若感覺腳部酸痛疲
勞，可以泡泡熱水、做做按摩。切忌盲目地在凹凸不平的健康步道
上走路，以免加重病情。

飲食方面

- **梅子**：含豐富的有機酸，有淨化血液、預防骨質疏鬆、改善頸、肩
部肌肉僵硬的功能。
- **番茄**：有抗氧化作用，可清除體內的自由基，改善腳底痛的症狀。
- **梨子**：可增加心肌活力，改善坐骨神經痛。
- **荷蘭芹**：可增強抵抗力、預防感冒，適合糖尿病、高血壓者食用。
- **蜂蜜**：可補中益氣、止痛，具有緩和頸肩酸痛、解毒潤燥的雙向功
能。
- **繡線菊**：可促進氣血運行，緩和悶痛和腳部關節炎症狀。

腳底痛

足踝

拇趾外翻

【症狀與成因】

拇趾外翻的形成是由於腳掌前端關節囊中的連結韌帶鬆弛無力所致，特別是大腳趾和第五腳趾兩處。拇趾外翻好發於 30 至 40 歲左右的人，輕者不會痛，有的會造成關節囊發炎、皮膚敏感、潰爛。嚴重時大拇趾和第 2 腳趾重疊，使翹起來的腳趾肌力變弱，站立時無法維持平衡，且無法和諧的做各種動作，最後引起腳底的肌腱和筋膜僵硬和發炎，有尖刺般的壓痛感，無法穿鞋，影響走路和社交活動。

可能造成拇指外翻的原因可分為先天因素與後天因素。先天因素是由於關節、神經、肌肉等所造成。如扁平足、足底筋力的降低和不平衡等，使腳底機能降低，造成不穩定進而變形。後天因素則是因穿著鞋跟太高、過尖及過窄的鞋，如高跟鞋、巫婆鞋等，使腳跟不易固定，對腳趾造成擠壓，不但影響腳趾的伸展與活動，造成不適及疼痛，還會破壞原本三個立足點的功能，而行走時全身重量落在足部前端，腳趾因身體重量壓迫逐漸變形，造成拇指外翻。

【穴位按摩】

腳部： 商丘

位置： 翹起足部大拇指，足內踝前下方凹陷處，左右各一穴。

功效： 改善腳趾會因身體重量壓迫逐漸變形，而造成拇指外翻的現象。

手法： 用拇指重壓，做順時鐘旋轉按摩。

時間： 1 次按摩 6 秒鐘。

次數： 連續按摩 20 至 30 次。

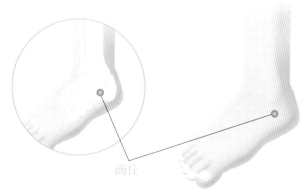

商丘

【穴位按摩】

腳部： 公孫

位置： 足背最高點往足部內側移按恰於該骨邊凹陷處，左右各一穴。

功效： 舒緩腳底的肌腱和筋膜僵硬和發炎，解除有尖刺般的壓痛感。

手法： 用拇指重壓，做順時鐘旋轉按摩。

時間： 1 次按摩 6 秒鐘。

次數： 連續按摩 20 至
30 次。

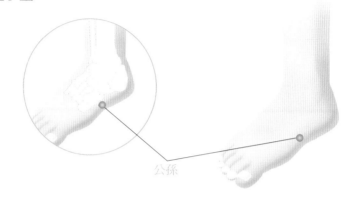

公孫

【穴位按摩】

腳部： 行間

位置： 位於腳拇趾與第二趾之間，左右各一穴。

功效： 改善拇趾外翻患者無法穿鞋，影響走路和社交活動等情形。

手法： 用雙手的拇指或食指重壓，做順時
鐘旋轉按摩。

時間： 1 次按摩 6 秒鐘。

次數： 連續按摩 20
至 30 次。

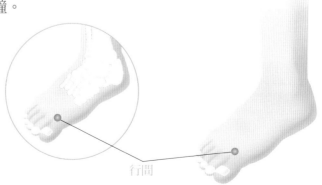

行間

193

【穴位按摩】

耳部： 趾

位置：對耳輪上腳末端的外上方。
　　　左右耳殼各一穴。

功效：減輕伴隨著拇趾外翻而來的
　　　其他不適症狀。

手法：用拇指與食指扣住左右搓揉
　　　按壓。

時間：1 次按揉 2 至 3 秒鐘。

次數：連續按摩 20 至 36 次。

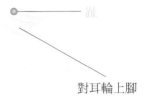

趾

對耳輪上腳

【飲食調理】

胡蘿蔔青椒汁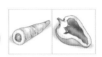

關鍵材料：胡蘿蔔 1 條、青椒半顆

其他材料：甜菜根 3 片、蘋果半顆，礦泉水 200cc

作　　法：1.青椒去籽洗淨切小塊；甜菜根洗淨切小片；蘋果去皮、
　　　　　　去籽、切小塊。

　　　　　2.胡蘿蔔洗淨去皮、切成長條狀，以榨汁機榨汁備用。

　　　　　3.將步驟 1 的材料放入果汁機內，加入礦泉水打成汁，
　　　　　　濾渣。

　　　　　4.再加入胡蘿蔔汁調勻，即可飲用。

升麻百里茶

關鍵材料：黑升麻 3g

其他材料：荊芥 3g、百里香 3g

作　　法：1.將黑升麻、荊芥及百里香放入茶壺中。

　　　　　2.將煮沸的熱水緩緩地倒入茶壺裡。

　　　　　3.燜 3 至 5 分鐘後，使用濾茶網，倒入飲杯中即可。

改善拇趾外翻的藥方

關鍵藥材：川七 2 錢、當歸 2 錢、羌活 2 錢、知母 2 錢

其他藥材：黃芩 2 錢、防風 2 錢、澤瀉 0.4 錢、甘草 0.6 錢、白朮 0.4 錢

服　　法：藥材以水 5 0 0 c c 合煎成 300cc，去渣飲汁。早晚飯後各一次溫服。

避服時段：中午 11 點至下午 2 點

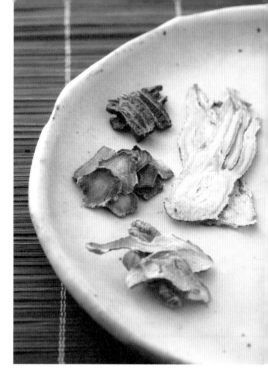

曲 醫 師 的 叮 嚀

生活習慣方面

- 將鞋子改成合腳且鞋頭較寬的鞋子，或是有氣墊的鞋子。
- 如果一定要穿尖頭鞋，盡量找時間把鞋脫下讓腳休息一下，辦公室裡換穿舒適的拖鞋。如果有紅腫熱痛的現象，可以局部冰敷。減緩腳尖的壓力，減少腳趾頭的負擔，而平時回家後兩腳可泡溫水 15 分鐘。

飲食方面

- **胡蘿蔔**：可提高人體免疫力、幫助血液循環、促進新陳代謝、強化膝關節機能；但容易手腳冰冷或經常拉肚子的人，都不宜一次食用太多。
- **青椒**：可防止動脈硬化、消除拇趾外翻造成的不適感。
- **黑升麻**：具有鎮痙、鎮定疼痛的作用，可有效緩解筋肉與神經的疼痛。對於風濕、氣管疾病都有不錯的療效。

〔索引1〕從關節病症找可改善的穴位

197

〔索引 2〕 從穴位找可改善的關節病症

(按筆劃順序)

〔索引3〕 **有益改善關節病症的關鍵蔬果食材**

蔬果食材	功效	注意事項	蔬果應用
小麥草	改善肋間神經痛，具有保健效果。	發燒的病人及下痢者慎用，不宜過量。	肋間神經痛 p.126
山藥	有降低血糖作用，也可以形成骨質，使骨質具彈性。	有習慣性便秘者，不宜多吃。	頸椎退化性關節炎 p.062
木瓜	有解熱、散瘀的功能，可改善肘關節炎出現疼痛的現象及膝關節退化性關節炎的症狀。	體質虛弱及脾胃虛寒的人，木瓜不宜冰過後食用。	滑液囊炎 p.072／網球肘 p.086／高爾夫球肘 p.090／肘關節炎 p.094／肘隧道症候群 p.098／脛骨結節骨凸炎 p.178
火龍果	清熱涼血，助消化，可堅固骨骼、強化肘關節。	性涼，體質虛寒者不宜多食。	肘關節炎 p.094／退化性髖關節炎 p.160
奇異果 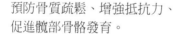	對腕隧道症候群的不適症狀有改善作用，可舒緩肌膜疼痛症候群的疼痛症狀，改善坐骨神經痛。	性寒，脾胃虛寒、常腹瀉者不可多食。	肘關節炎 p.094／腕隧道症候群 p.116／肌膜疼痛症候群 p.122／肋間神經痛 p.126／急性腰扭傷 p.130／腰椎椎間盤突出 p.134／腰椎退化性關節炎 p.138／脊椎側彎 p.142／坐骨神經痛 p.148／彈響髖關節 p.156／膝關節退化性關節炎 p.174
花椰菜	預防骨質疏鬆、增強抵抗力、促進髖部骨骼發育。	經常放屁者，不宜生吃花椰菜，必須煮熟再吃，因花椰菜富含磷元素，容易在腸道產生大量氣體。	坐骨滑液囊炎 p.152
芥藍菜 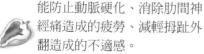	具止痛生津、益氣補虛等功效，更能滋潤急性腰扭傷所造成的細胞損傷，活化關節。	胃弱者要細嚼慢嚥，有慢性胃炎建議纖維質太粗的部份少吃。	急性腰扭傷 p.130
青椒 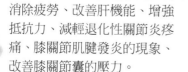	能防止動脈硬化、消除肋間神經痛造成的疲勞、減輕拇趾外翻造成的不適感。	青椒烹煮時勿太熟爛，否則維生素 C 易喪失。	網球肘 p.086／肌膜疼痛症候群 p.122／拇趾外翻 p.192
柳橙	消除疲勞、改善肝機能、增強抵抗力、減輕退化性關節炎疼痛、膝關節肌腱發炎的現象、改善膝關節囊的壓力。	患有風寒感冒、脾胃虛寒者不宜食用。	落枕 p.054／頸椎退化性關節炎 p.062／肌膜疼痛症候群 p.122／膝關節肌腱炎 p.166／膝關節骨軟骨軟化症 p.170／膝關節炎

食材	功效	注意	相關症狀
紅鳳菜	可消腫、舒筋益骨，改善腱鞘囊腫、踝關節酸痛的症狀。	紅鳳菜因性寒涼，脾胃寒滯者不宜長期多食。	腱鞘囊腫 p.112/膝關節肌腱炎 p.166/踝關節痛 p.184
胡蘿蔔	具有下氣補中，抗病毒之功效，對增強髖關節是十分有益的，可提高人體免疫力、幫助血液循環、促進新陳代謝、強化膝關節機能。	容易手腳冰冷或經常拉肚子的人，都不宜一次食用太多。	頸椎椎間盤突出 p.058/滑液囊炎 p.072/板機指 p.108/腱鞘囊腫 p.112/腰椎椎間盤突出 p.134/腰椎退化性關節炎 p.138/拇趾外翻 p.192
桃子	有活血消積的功效，可改善五十肩造成氣血滯留的現象。	桃子因性溫熱，腸胃內熱、消化不良者不宜多食，易致腹脹。	五十肩 p.076
草莓	排除菸毒、改善頸部僵硬延至膝關節所引起的關節炎痛楚現象、減輕痛風及關節疼痛症狀及脛骨結節骨凸炎所引起的痛楚。	草莓含鉀甚高，腎功能異常、尿毒洗腎患者不可多吃。	頸椎症候群 p.046/頸椎過度後仰 p.050/落枕 p.054/頸椎椎間盤突出 p.058/頸椎退化性關節炎 p.062/五十肩 p.076/膝關節髕骨軟骨軟化症 p.170/膝關節退化性關節炎 p.174
高麗菜	有助骨骼發育、除痛風、抑躁鬱，減輕媽媽手造成的不適。	腸胃道功能較差的人，應避免生食高麗菜，腹瀉者也不宜多吃。	頸椎過度後仰 p.050/肩旋轉腱肌腱炎 p.068/媽媽手 p.104/板機指 p.108/腱鞘囊腫 p.112/腕隧道症候群 p.116
梅子	含豐富的有機酸，有淨化血液，預防骨質疏鬆，改善頸、肩部肌肉僵硬的功能。	梅子不宜多食以免損齒。月事期間勿吃過量、胃腸潰瘍者不宜食用。	腳底痛 p.188
梨子	可增加心肌活力，改善坐骨神經痛、退化性髖關節炎造成的疼痛。	慢性胃炎、經痛者不宜，寒性咳嗽者及小兒痘疹後不宜。	坐骨神經痛 p.148/坐骨滑液囊炎 p.152/彈響髖關節 p.156/退化性髖關節炎 p.160/腳底痛 p.188
甜椒	對五十肩造成的肩頸酸痛有改善的功效。	用於烹調時，甜椒勿太熟爛，否則維生素C成份會喪失掉。	頸椎椎間盤突出 p.058/肩旋轉腱肌腱炎 p.068/滑液囊炎 p.072/五十肩 p.076/肩退化性肌腱炎 p.080
荷蘭芹	增強抵抗力、預防感冒，能強壯骨骼，適合糖尿病、高血壓者食用。	不可吃太多，以免對腎臟造成負擔。	頸椎過度後仰 p.050/頸椎椎間盤突出 p.058/肩退化性肌腱炎 p.080/媽媽手 p.104/板機指 p.108/急性腰扭傷 p.130/腳底痛 p.188

番茄	有抗氧化作用，可清除體內的自由基，改善腳底痛的症狀。	體質較寒涼、血壓低、冬季手腳易冰涼者，番茄應以熟食爲主。另番茄不宜與牛奶併食。	腳底痛 p.188
黃豆芽	可消除麻痺、水腫疼痛、踝關節酸痛。	脾胃虛寒者不宜多食。	落枕 p.054
萵苣	消除水腫、促進人體新陳代謝、淨化身體、穩定情緒、改善心肌功能。	因性寒，體質偏寒者不宜多吃。	坐骨滑液囊炎 p.152
葡萄	能改善退化性關節炎造成的不適。	食用後一定要漱口，有些葡萄含有多種發酵糖類物質，易造成齲齒。	肩退化性肌腱炎 p.080/網球肘 p.086/腕隧道症候群 p.116/腰椎退化性關節炎 p.138/脊椎側彎 p.142
蜂蜜	補中益氣、止痛，具有緩和五十肩酸痛、解毒潤燥的雙向功能。	具有過敏性體質者不宜一次食用過多，可先試食，避免因蜂蜜中的酵素引發過敏反應。	落枕 p.054/頸椎椎間盤突出 p.058/肩旋轉腱肌腱炎 p.068/滑液囊炎 p.072/五十肩 p.076/肩退化性肌腱炎 p.080/高爾夫球肘 p.090/媽媽手 p.104/板機指 p.108/腱鞘囊腫 p.112/腕隧道症候群 p.116/肌膜疼痛症候群 p.122/肋間神經痛 p.126/急性腰扭傷 p.130/腰椎椎間盤突出 p.134/腰椎退化性關節炎 p.138/脊椎側彎 p.142/坐骨滑液囊炎 p.152/彈響髖關節 p.156/退化性髖關節炎 p.160/膝關節肌腱炎 p.166/膝關節退化性關節炎 p.174/脛骨結節骨凸炎 p.178/踝關節痛 p.184/腳底痛 p.188
酪梨 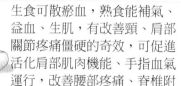	含豐富的蛋白質，可預防皮膚提早老化，豐富的維他命 E，能防止肘隧道症候群造成的動脈硬化和身體老化。	富含脂肪，肥胖者不宜多吃。	肘隧道症候群 p.098
蓮藕	生食可散瘀血，熟食能補氣、益血、生肌，有改善頸、肩部關節疼痛僵硬的奇效，可促進活化肩部肌肉機能、手指血氣運行，改善腰部疼痛、脊椎附近肌肉群僵硬。	婦女經期前後不宜吃，寒性體質者勿多吃。	落枕 p.054/肩退化性肌腱炎 p.080/板機指 p.108
薑	促進消化液分泌、血液循環，改善肘部不適。	腐爛的生薑有很強的毒性，勿食用。	腰椎椎間盤突出 p.134
檸檬	防止動脈硬化、降血壓，紓解膝關節疼痛壓力。	胃潰瘍、經痛者不宜飲檸檬汁。	急性腰扭傷 p.130/膝關節肌腱炎 p.166/膝關節髕骨軟骨化症 p.170/踝關節痛 p.184

〔索引 4〕 有益改善關節病症的關鍵花草材料

花草材料	功效	禁忌	花草應用
小野莓	即「野生草莓」。可解除腰部及背部的僵硬，及緩和關節炎症狀。	身體較屬虛寒體質者勿飲用過多。	脊椎側彎 p.142
牛蒡根	改善關節炎、增強大腿活動力、舒緩膝關節炎的不舒適及手部過度使力後手指疼痛無力的現象。	孕婦、幼童請勿飲用。對菊科過敏者也要注意。	媽媽手 p.104/板機指 p.108/脛骨結節骨凸炎 p.178
牛膝草	即「柳薄荷」。消除胸口悶痛、解除頸肩部疼痛或過於緊繃的現象，對於頸椎過度後仰產生的疼痛有很好的改善效果，也可解除手腕、肌膜、髖關節疼痛或緊繃的現象。	孕婦、高血壓患者勿飲用。	頸椎過度後仰 p.050/腱鞘囊腫 p.112/腕隧道症候群 p.116/肌膜疼痛症候群 p.122/彈響髖關節 p.156
西番蓮	即「百香果」。具消炎和抗痙攣之作用，對改善滑液囊炎、頸肩臂痛有良好功效。	西番蓮爲我們熟知的百香果，飲用部份爲其花及葉子的部份，並無主要禁忌，但飲用上仍需適量。	頸椎症候群 p.046/急性腰扭傷 p.130/坐骨滑液囊炎 p.152
並頭草	即「半支蓮」。強壯活化關節神經、舒緩肋間神經痛、頸肩部緊張及疼痛，亦能舒緩肩旋轉過度的使力而導致肩腱發炎的現象，改善腰部關節之退化或過度使力而導致的退化性關節炎症狀。	孕婦應謹慎飲用。體質較爲寒性者應避免飲用。	肩旋轉腱肌腱炎 p.068/肩退化性肌腱炎 p.080
吉梗	具有開提氣血的功效，增進髖部氣血活絡。	勿長期大量或單品飲用，過量會引起噁心嘔吐。	退化性髖關節炎 p.160
貫葉連翹	即「金絲桃」。可改善腰部、臀部及工作過度引起的關節疼痛、坐骨滑液囊炎疼痛症狀。	請勿長期大量飲用。懷孕及哺乳中勿飲用，有再服用心臟疾病、氣管疾病藥物者也勿飲用。	急性腰扭傷 p.130/坐骨神經痛 p.148/坐骨滑液囊炎 p.152
紫花苜蓿	具有抗發炎、鎮靜神經，緩和關節退化的作用。	孕婦及幼童請勿飲用。	高爾夫球肘 p.090/肘關節炎 p.094
菊花	能疏風、清熱、解除外感風熱引起的酸痛，消除腰部腫痛。	有過敏體質者應小心飲用，不宜過量。體質較爲虛寒、易腹瀉者則避免飲用。	五十肩 p.076/腰椎退化性關節炎 p.138

黑升麻	具有鎮痙、鎮定疼痛的作用，可有效緩解筋肉與神經的疼痛。對於風濕、氣管疾病都有不錯的療效。	孕婦及哺乳中、患有婦女疾病者請勿飲用。也勿長時間飲用。	網球肘 p.086/肘隧道症候群 p.098/膝關節肌腱炎 p.166/膝關節髕骨軟骨軟化症 p.170/踝關節痛 p.184/拇趾外翻 p.192
奧勒岡 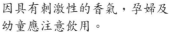	即「牛至」。改善頸椎症候群所造成的疼痛、落枕產生的肌肉酸痛、推動血液循環、促使頸椎功能恢復健全。	因具有刺激性的香氣，孕婦及幼童應注意飲用。	頸椎症候群 p.046/頸椎過度後仰 p.050/落枕 p.054/肌膜疼痛症候群 p.122
雷公根	提高血液循環、鎮靜心靈、改善肩頸僵硬、緩和頸椎關節疼痛、頸椎退化性關節炎、肩旋轉腱肌腱發炎、滑液囊炎現象及上臂疼痛症狀，可恢復腰部肌力的活力，減輕腰部酸痛的症狀。	懷孕初期的女性請勿飲用。	頸椎椎間盤突出 p.058/頸椎退化性關節炎 p.062/肩旋轉腱肌腱炎 p.068/腰椎椎間盤突出 p.134
銀杏	改善肩頸僵硬、疼痛、無法左右轉動或偶發劇痛的情況，促進血液流通。	幼兒請勿食用。	滑液囊炎 p.072
蕁麻	針對於損傷復原期，適用於肘關節炎、膝關節炎、風濕及身體各部位疼痛者，可促進血液循環、改善肩部疼痛漫延至膝關節髕骨軟骨引起之關節炎症狀，減輕踝關節疼痛。	孕婦及幼童請注意飲用量。	五十肩 p.076/肋間神經痛 p.126
檸檬馬鞭草	可以鎮定神經、放鬆肌肉與關節，也可強化腸胃功能。	酸味較爲濃厚，孕婦及幼童應多注意飲用份量。	肘關節炎 p.094

舒活家系列 18

全彩圖解 改善關節病症按摩與食療

作　　者／曲孝禮
選 書 人／林小鈴
企劃編輯／陳慧淑

業務副理／羅越華
行銷經理／陳雅雯
總 編 輯／林小鈴
發 行 人／何飛鵬
出　　版／**原水文化**
　　　　　台北市民生東路二段 141 號 5 樓
　　　　　電話：（02）2500-7008　傳真：（02）2502-7676
　　　　　原水文化部落格 http://citeh2o.pixnet.net
發　　行／英屬蓋曼群島商家庭傳媒股份有限公司城邦分公司
　　　　　台北市中山區民生東路二段 141 號 2 樓
　　　　　書虫客服服務專線：02-25007718；02-25007719
　　　　　服務時間：週一至週五 9:30~12:00；13:30~17:00
　　　　　24 小時傳真服務：02-25001990；02-25001991
　　　　　讀者服務信箱 E-mail：service@readingclub.com.tw
郵撥帳號／19863813 戶名：書虫股份有限公司
香港發行／城邦（香港）出版集團有限公司
　　　　　香港灣仔軒尼詩道 235 號 3 樓
　　　　　電話：852-2508-6231 傳真：852-2578-9337 電郵：hkcite@biznetvigator.com
馬新發行／城邦（馬新）出版集團　【Cite（M）Sdn. Bhd.（458372U）】
　　　　　11, Jalan 30D/146, Desa Tasik, Sungai Besi,
　　　　　57000 Kuala Lumpur, Malaysia.
　　　　　電話：603-9056-3833　傳真：603-9056-2833　電郵：citecite@streamyx.com

編輯協力／三慧文創工作室
美術設計／周淑惠
內頁繪圖／三慧文創工作室、黃建中
製版印刷／卡樂彩色印刷製版股份有限公司
初　　版／2009 年 11 月 24 日
定　　價／350 元

城邦讀書花園
www.cite.com.tw

ISBN 978-986-6379-11-6

國家圖書館出版品預行編目資料

全彩圖解 改善關節病症按摩與食療 / 曲孝禮著.
　-- 初版. -- 臺北市：原水文化出版：
家庭傳媒城邦分公司發行, 2009.10
　　面；　公分. -- （舒活家系列；18）

ISBN　978-986-6379-11-6（平裝）

1. 關節　2. 疼痛　3. 中醫　4. 按摩　5. 經穴
6. 食療

413.42　　　　　　　　　　　98015540